孤独症康复训练师资培训完整教程
模仿技能训练 项目指南

主编 贾美香 白雅君

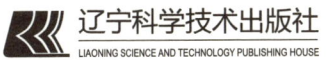 辽宁科学技术出版社
LIAONING SCIENCE AND TECHNOLOGY PUBLISHING HOUSE

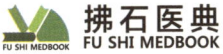 拂石医典
FU SHI MEDBOOK

图书在版编目(CIP)数据

模仿技能训练项目指南 / 贾美香,白雅君主编
-- 沈阳:辽宁科学技术出版社,2018.4
孤独症康复训练师资培训完整教程
ISBN 978-7-5591-0222-5

Ⅰ.①模… Ⅱ.①贾… ②白… Ⅲ.①孤独症-康复训练-师资培训-教材 Ⅳ.①R749.940.9

中国版本图书馆CIP数据核字(2017)第088895号

版权所有　侵权必究

出版发行:辽宁科学技术出版社
　　　　　北京拂石医典图书有限公司
地　　址:北京海淀区车公庄西路华通大厦B座15层
联系电话:010-57262361/024-23284376
E – mail:fushimedbook@163.com
印　刷　者:北京时尚印佳彩色印刷有限公司
经　销　者:各地新华书店

幅面尺寸:285mm×210mm
字　　数:219千字　　　　　　　　　　印　张:9
出版时间:2018年4月第1版　　　　　　印刷时间:2018年4月第1次印刷

策划编辑:李俊卿　　　　　　　　　　责任校对:梁晓洁
责任编辑:李俊卿　　　　　　　　　　封面制作:咏　潇
封面设计:咏　潇　　　　　　　　　　责任印制:丁爱军
版式设计:咏　潇

如有质量问题,请速与印务部联系　联系电话:010-57262361

定　　价:50.00元

模仿技能训练项目指南

编委会

主　编： 贾美香　　白雅君

副主编： 董丹凤　　刘　堃　　刘冬梅　　彭旦媛　　魏青云　　侯燕妮

编　委： 刁凤菊　　于秋霞　　于　涛　　于婷婷　　王　玉　　王红微　　王丽琴　　王晓武
　　　　　　方丽娟　　邓丽丽　　代恒双　　吕文静　　刘　欢　　刘　星　　刘艳君　　刘桂赞
　　　　　　齐丽娜　　孙石春　　孙丽娜　　孙　艳　　孙　琪　　牟效玲　　纪志伟　　杜丽源
　　　　　　李　东　　李伟江　　李　雪　　李　瑞　　杨　轲　　杨　洋　　杨智然　　肖丽媛
　　　　　　何　影　　沈　琪　　初晓菲　　张兆惠　　张　妮　　张晓燕　　张海燕　　张家翾
　　　　　　张　楠　　张黎黎　　陈素云　　陈晓芳　　邵　沫　　范晓娇　　林　恒　　罗立晖
　　　　　　金浩然　　周　娟　　赵水林　　赵　芳　　赵　泓　　胡慧萍　　柯黎颖　　祝贺荣
　　　　　　贾慧锋　　倪明明　　徐振弟　　陶　煜　　崔蒙蒙　　梁艳林　　隋晓玉　　董　慧
　　　　　　程献莹　　曾　刚　　谢裴风　　谭筑霞

前言

模仿是学习和发展的基础。没有模仿能力就不能很好地学习语言和掌握其他的行为方式。因此,模仿能力的发展在任何一个孩子的成长过程中都扮演着重要角色。由于孤独症儿童在学习模仿方面具有特殊的困难,因此有必要训练他们的模仿能力,而不是让他们以迟缓的或怪异的方式顺其自然地发展下去。

模仿活动涉及到许多因素,包括动机、感觉、记忆,不仅包括一系列的粗大动作,还包括一系列的精细动作。最初的模仿技能涉及到简单的和直接的重复,如发出语音和拍手,这些一般是在较小的年龄里学习的;后来模仿比较复杂的、特殊的行为。本书所列举的训练项目是孩子早期要学会的,是学习语言所必需的。

为了使本书能以最新、最全面、最实用的面貌呈现在读者面前,作者倾注了大量的心力。所有参加撰写本书的作者,都是多年从事孤独症研究和教学工作的医生和教师,他们将在这一领域中长期积累的丰富的临床及教学经验总结出来,得以完成本书。如果没有他们对孤独症患者及其家庭的爱心和社会责任感,就不会有那么多真实的案例。

另外,为了增加本书的实用性,大连万卷科技有限公司为本书开发了专门的配套表格打印软件,读者扫描每个技能项下的二维码,便可方便地打印该技能训练所用的配套表格。

最后,愿孤独症孩子的父母和训练教师能够带着欣赏的眼光走近他们,不断挖掘和培养他们的潜力、天赋,使他们能在大家的帮助下像普通人一样快乐地生活!

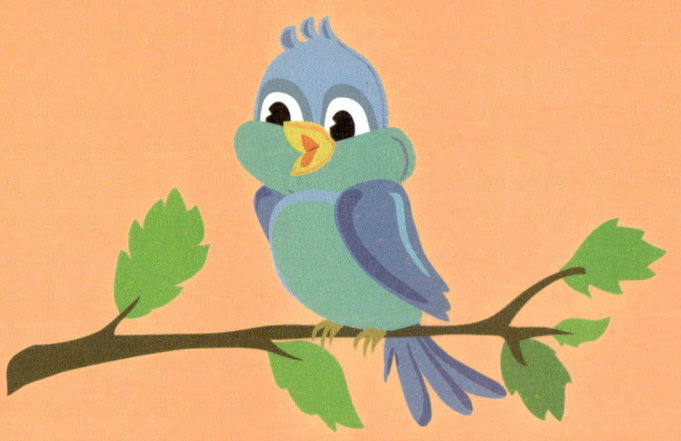

目录 Mulu

第一章 孤独症患者的模仿能力 / 1

第一节 关于儿童的模仿行为 / 2
第二节 如何培养孤独症患者的模仿能力 / 7

第二章 孤独症患者的行为干预案例 / 10

第三章 模仿技能初级训练项目 / 19

01 使用物品模仿动作 / 20
02 大动作的模仿 / 25
03 精细动作的模仿 / 32
04 模仿玩水球 / 39
05 模仿涂鸦 / 43
06 口部动作模仿 / 47
07 活动中的语言模仿 / 54

第四章 模仿技能中级训练项目 / 61

01 复杂手部动作的模仿 / 62
02 复杂的物品操作类精细动作模仿 / 69
03 复杂的大动作模仿 / 76
04 利用物品做复杂大动作 / 81
05 镜像、速度、强度、顺序的模仿 / 86
06 不使用物品的假装动作模仿 / 92
07 自发模仿随意动作 / 96

第五章 模仿技能高级训练项目 / 100

01 不对称姿势的模仿 / 101
02 两个连续动作的模仿 / 106
03 三个连续动作的模仿 / 111
04 按顺序触摸物品 / 116
05 按顺序读出数字 / 121
06 仿说短语 / 126
07 仿说响度、语速和语调有变化的词或短语 / 130

第一章

孤独症患者的模仿能力

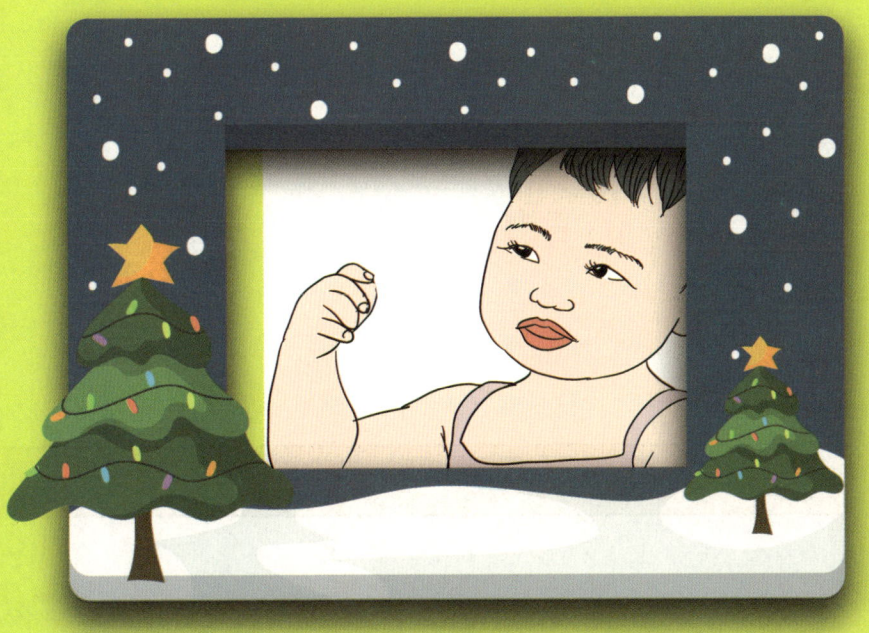

模仿技能训练项目指南

第一节
关于儿童的模仿行为

一、儿童模仿行为的意义

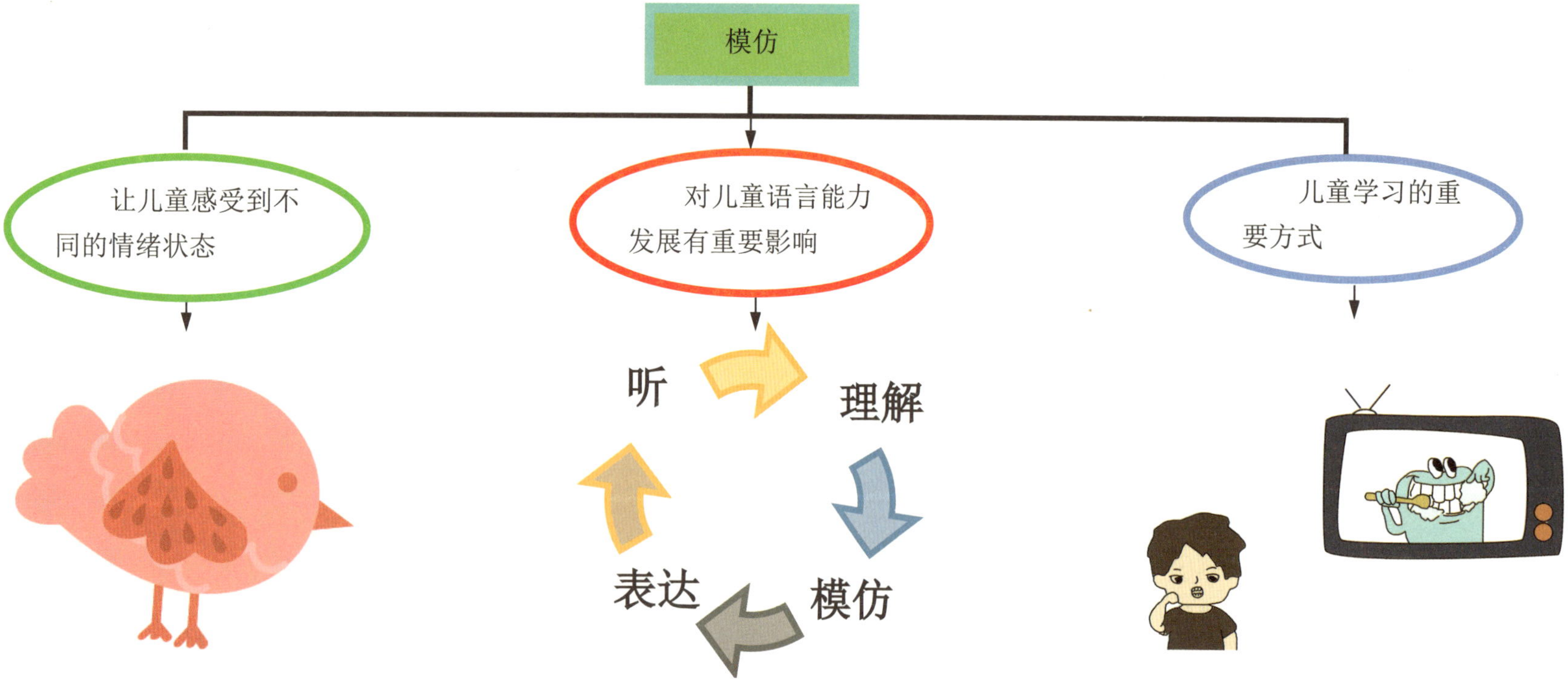

```
           模仿
    ┌───────┼───────┐
让儿童感受到不    对儿童语言能力      儿童学习的重
同的情绪状态     发展有重要影响       要方式
```

听 → 理解 → 模仿 → 表达 →（循环）

第一章 孤独症患者的模仿能力

二、儿童的模仿行为在不同年龄段的表现

年龄段	表现	图示
6个月	他非常热衷模仿	
9～12个月	寻找出被藏起来的玩具并模仿他人玩玩具的动作	

14个月	回忆起几周或是几个月前看到的一些行为，并独自模仿。如果让儿童玩一些一对一的游戏，就能给他更多的模仿机会	
18个月	会模仿父母的行为，模仿其他小伙伴的行为，模仿陌生人、动物园里的动物等等	
20个月	延迟模仿能力，可以模仿别人一个月前的行为	

2岁	如果他看到有人把玩具塞到嘴里,他会表现得很吃惊,但不会去模仿	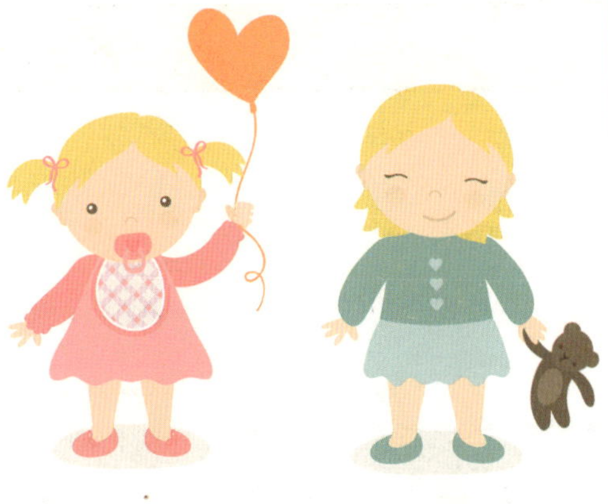
2岁以上	会模仿父母使用电话、钥匙、遥控器等	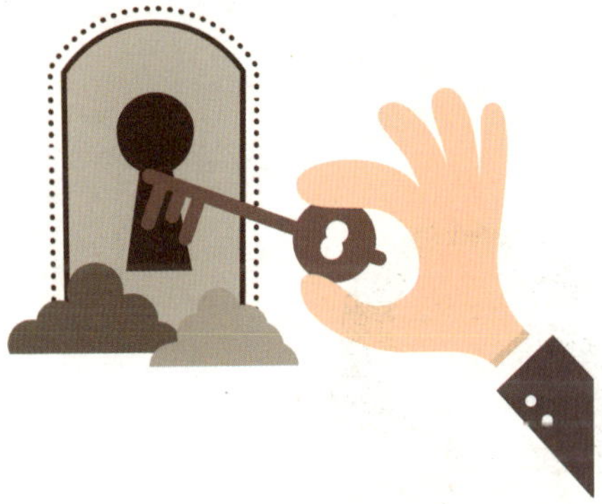

三、模仿的先决条件

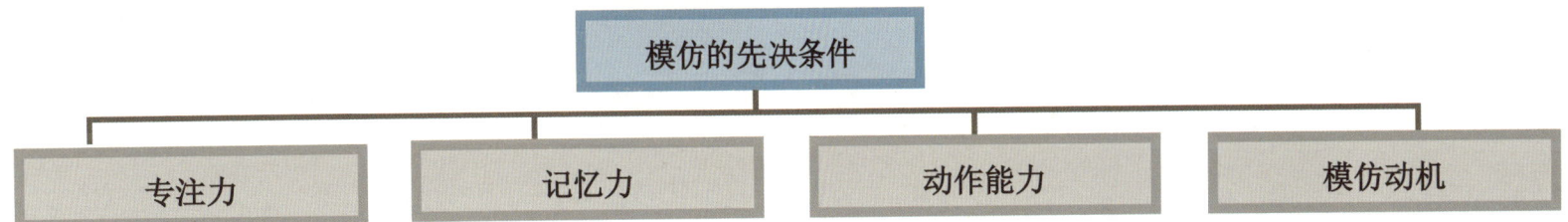

四、模仿活动的种类

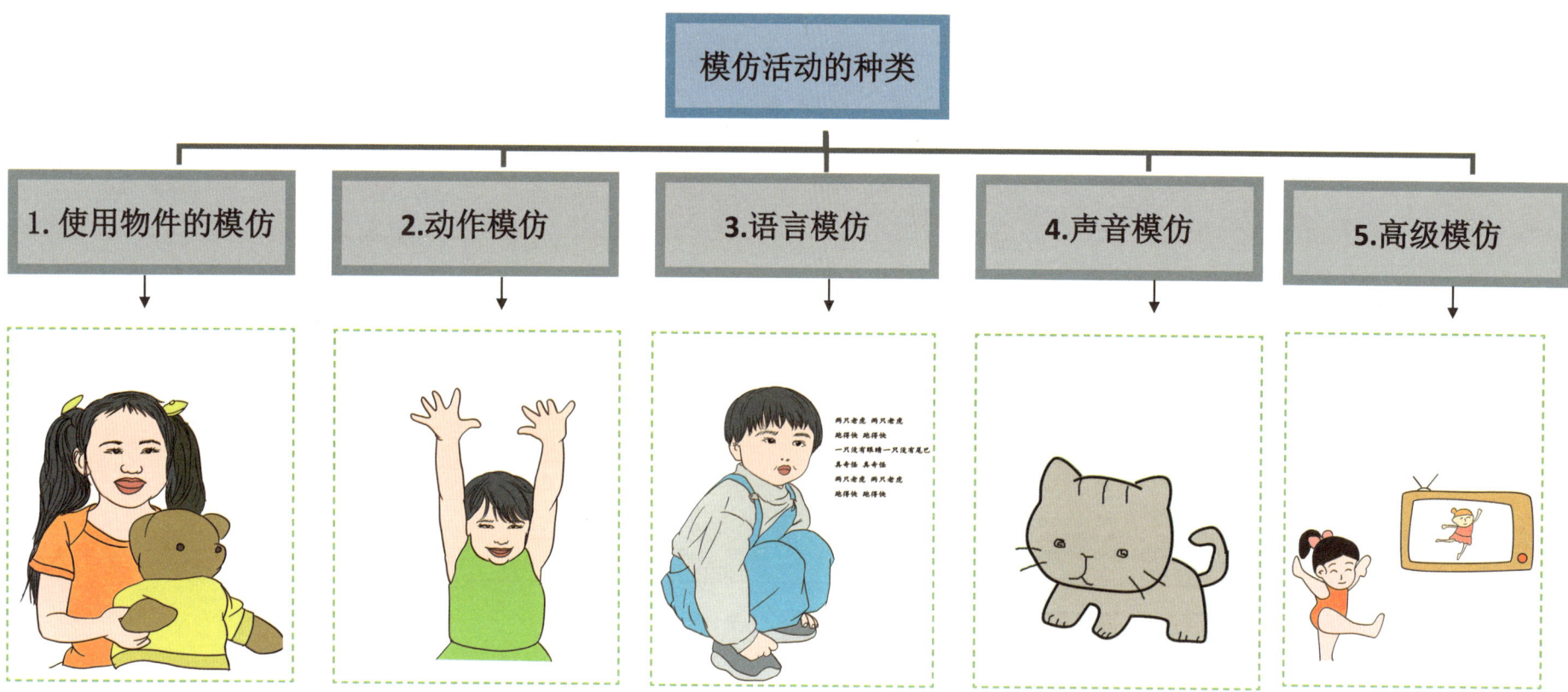

第二节
如何培养孤独症患者的模仿能力

模仿是人类的本能,但大多数的孤独症孩子先天没有模仿的能力。由于模仿能力是一切学习的基础,如果不趁早加以培养,则他们会在学习和生活等方面遇到各种各样的困难。因此,培养孤独症孩子的模仿能力是康复训练的重要课题。训练应该循序渐进:一般可以先由条件交换的方式,利用有形的及无形的鼓励,让孩子被动地养成模仿的能力,再逐渐地转变为自动的模仿。

一、条件交换法

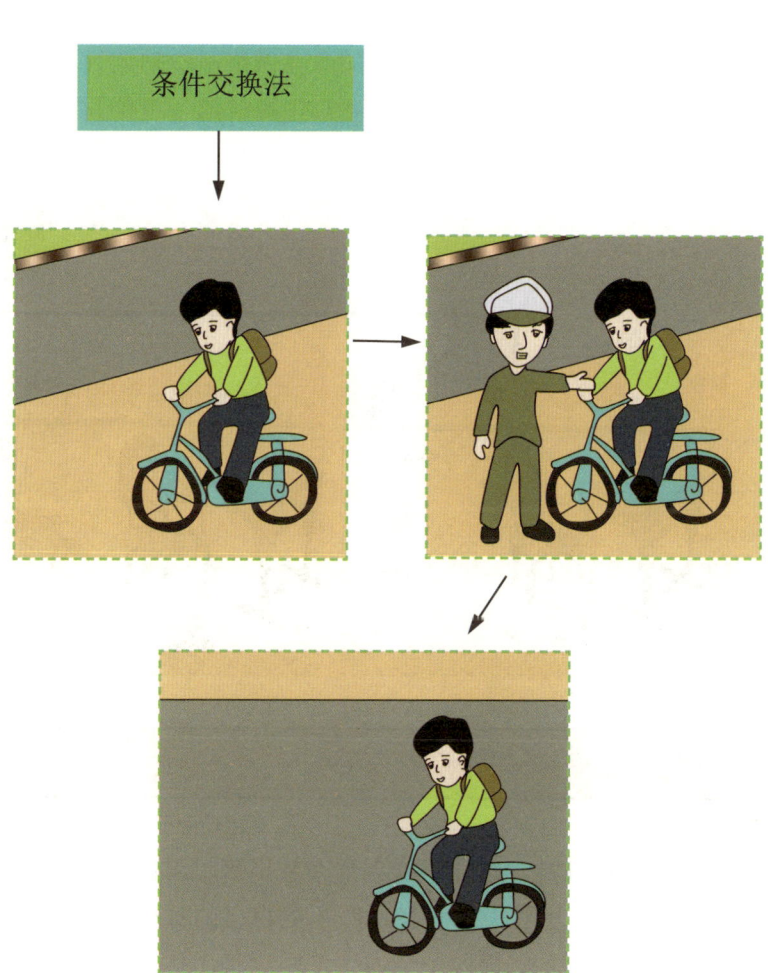

仔细地观察孩子的行为,辨认出他所喜爱的活动,然后在他进行他所喜爱的活动时,要求他做一个其他的动作后,再让他继续进行原来的活动。例如:发现孩子很喜欢骑儿童车,则当孩子骑车骑得很开心的时候,教师挡住孩子的去路,要求他"握握手",直到他做出握手的动作后,才让他通过。

二、自然引导法

教师随时利用家居生活中的各种动作，自然地以手势配合吩咐孩子做出如："起来""坐下""把小凳子搬过来"等动作。刚开始要他们依吩咐行事，可能需要用手辅助孩子的身体做出所吩咐的行动，或是教师示范在孩子的面前重复这一个被吩咐的动作，直到孩子会自动执行吩咐为止。每当孩子达到这种程度时，不要忘记及时给予赞美与鼓励。

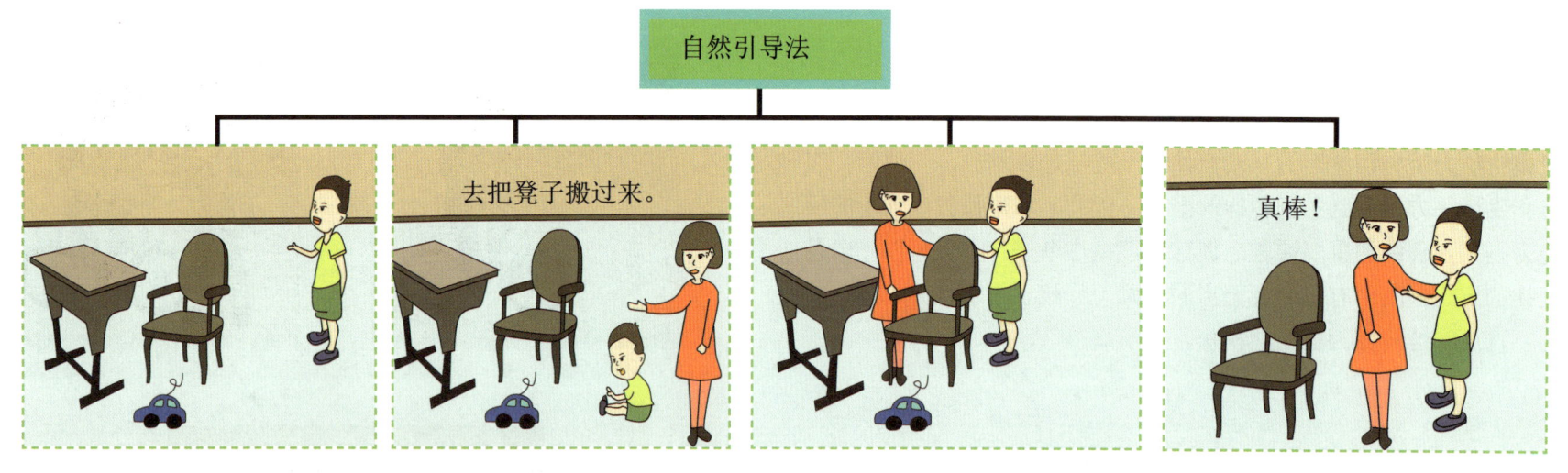

三、转换引导的模仿动作训练

当孩子在玩玩具时，教师用心观察并找出孩子习惯性的玩法后，将孩子的玩具拿来，当着小孩子的面前，用夸大的动作以孩子的玩法玩这个玩具，尽力引起孩子的注意，把孩子吸引到自己的身边。这时，教师把孩子圈在怀中，当着孩子的面用孩子的惯性玩法玩这个玩具，以引诱孩子拿回玩具再玩的意愿。如果孩子会伸手拿回玩具，且会照自己的玩法玩这个玩具，教师立即称赞他。然后再从孩子的手中把这个玩具拿过来，在孩子面前又以孩子的玩法玩这个玩具，引诱孩子再来拿回这个玩具，再看他是否还会再玩，如果会的话就加以赞美。如此，一而再、再而三地重复这种拿来的游戏。如果孩子一而再、再而三地会从教者的手中拿回玩具，而且会继续依照他的玩法玩玩具时，表示孩子与教的人之间已经产生了呼应的关系。有了这种呼应的关系，就可以进行"移花接木"式的模仿训练。即由这种介入孩子玩玩具的过程，建立起教者与孩子之间的呼应关系后，由教的人变换玩法，利用两者可以相呼应的关系，引导孩子去模仿教者另外一种不同的玩法。教师利用同一玩具稍微改变一点玩法（改变后的新玩法必定也是能让孩子达到与旧的玩法一样刺激的感觉为主），并帮助孩子使用新的玩法。当他模仿教师的玩法时，就马上给予赞美。在这种赞美下，营造出愉快的气氛，慢慢地将孩子带入模仿的情境里，让孩子感受到与教师相处是件快乐的事。

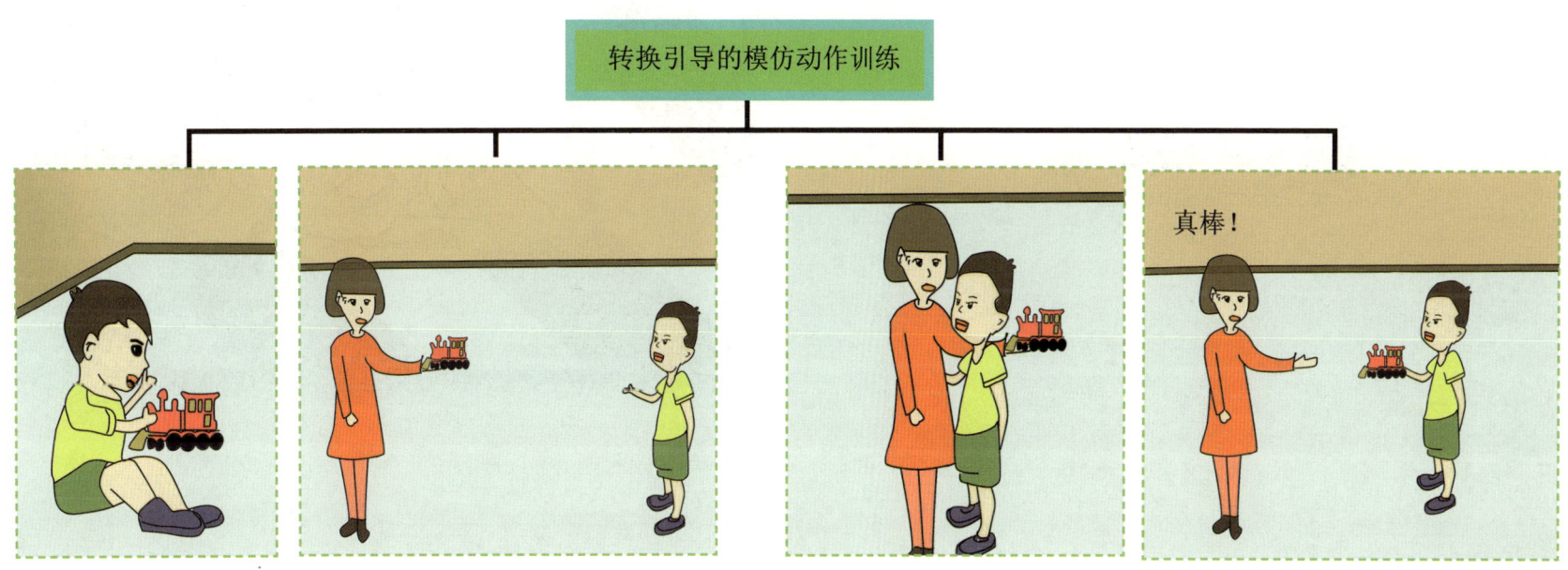

第二章

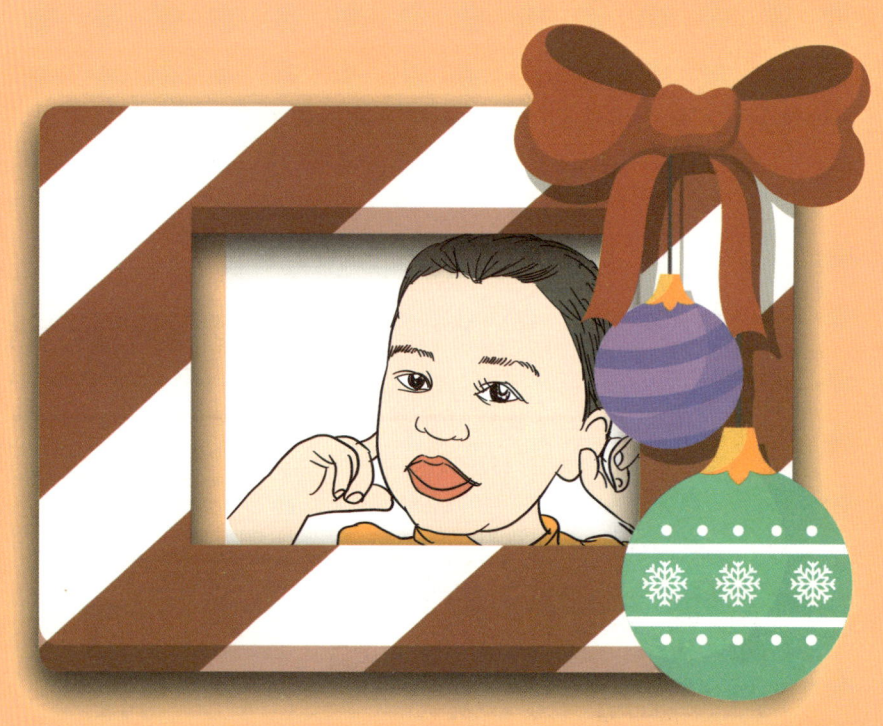

孤独症患者的行为干预案例

第二章 孤独症患者的行为干预案例

案例1 宝宝会表达说"要"了

> 宝宝是一个2岁1个月的男孩。宝宝无语言，有时能够发出少量自主音，不能离开家人，伴有哭闹行为，不能正确表达需求，总让家人抱，不愿自己走，肢体协调能力差，不会模仿。

问题行为描述

宝宝对叫名字没有反应，无对视，没有语言。有时能够发"a、ma、i、u"等少量自主音。不能安坐，离开家人伴有哭闹行为，不能听从指令，乱扔物品，需求表达想要的东西，用手抓、抢等行为得到。

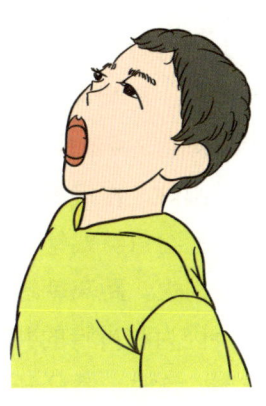

训练内容及方法

1. 在个训课首先观察了解孩子的兴趣点，寻找孩子的强化物，与孩子建立关系，使孩子尽快适应新的教学环境。以孩子喜欢的活动为学习切入点，通过感观及声音刺激激发孩子发更多的自主音，并给以发音强化，如"a、ma、i、u、h、b、i"等，在喜欢的活动中插入模仿发音的学习内容。宝宝喜欢往容器里放塑料积木，针对孩子这一特点掌握音与动的结合。例如：当宝宝往容器里放塑料积木时，老师会随着放塑料积木的响声发出"棒棒"的发音。

2. 当宝宝有自主音发出，要跟随宝宝发的音模仿，强调和宝宝发一样的音，形成与孩子的语音互动，提高孩子的关注力，激发宝宝的发音兴趣。

3. 教学中注重语言行为强化，刺激语音仿说模仿发音，记录孩子自主发音及相同发音的次数，并重点强化发音次数较多的音。

4. 注重强化物效能及强化等级，将强化物分为高效、中效、一般效能。运用差别强化促进语言目标行为发生及增加。

5. 在教学中建立规则性，通过行为强化及行为塑造培养孩子安坐、模仿、听指令、叫名字有反应等学习项目，并在教学中注重学习兴趣，让孩子开心快乐，促进孩子的学习动机。

6. 在宝宝能够听从老师指令模仿、指认等任务后，立即给予孩子喜欢的强化物，并仿说和强化物接近的语音，例如饼干的"干"音（强化物：饼干、汽车、音乐鼓、棒棒糖）。

7. 当宝宝有和强化物接近的的模仿音出现时，立即给予孩子夸张的表情强化发音，并马上给予强化物饼干，达到刺激配对，使发音"干"的行为不断得到强化，之后再不断塑造孩子连续发出接近"饼干"的音。

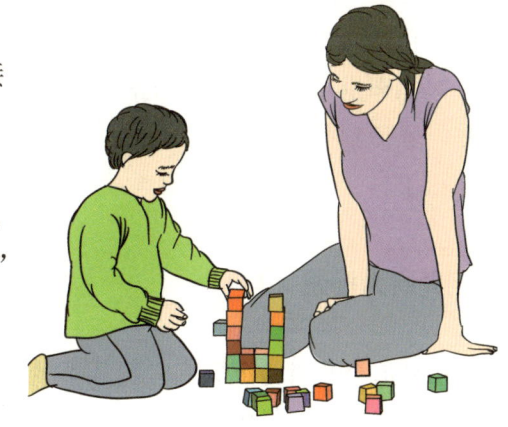

11

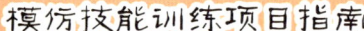

训练成效

● 经过语音干预训练，宝宝可以按照老师的要求模仿发音"妈妈、奶奶、啊、呜、白白、饼干、大马、鱼、高高、鸡鸡、狗狗、汪汪、抱抱"等，并能够在需求表达时独立说"要"的发音。

● 通过3个月的干预训练，老师已成为孩子的强化物，看到老师就笑，主动张开小手让老师抱并独立进教室关门，能够主动坐在小椅子上听从老师的指令完成各项任务，叫名字时能够对视老师并回答"哎"。动作模仿方面，完成大动作模仿，如拍手、摸头、拍肚子、跺脚、拍桌子等。

● 在教学中注重课程学习内容，并与家庭训练衔接及泛化，每日将课程学习重点及家庭训练内容及时与家长沟通，并给予专业性指导，确保训练效果，从而促进孩子的训练进步与成长。

案例2 肖特的仿说能力

肖特今年5岁半，是个有着麦色皮肤的帅气小男孩。从肖特妈妈那里了解到肖特小的时候是跟在奶奶身边长大的。之前在一家孤独症机构有过1年的干预训练，但之后因为一些原因停止了。

问题行为描述

刚来那会儿肖特沉默寡言，从不主动与他人交往，对玩具不太感兴趣，语言处于简单仿说阶段，有些音发得不清晰。看到食物时会间歇性地冒出"吃"字，经常发呆，往斜上方看，注意力短暂，情绪起伏大，并且会抓人。特别喜欢画画，喜欢拿两个一样形状或颜色的积木在手上玩，看到吃的东西会直接去拿，拿不到会大喊大叫或抓人，自己的东西不愿分享。

训练内容及方法

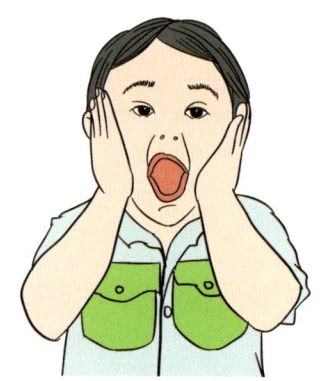

1. 第一次课时，从肖特妈妈口中了解到肖特特别喜欢画画。在给肖特上课前教师准备了肖特喜欢的蜡笔和速写本。肖特进入教室后有抵触行为。教师未理会，拿出画笔自己在那里画画并说着"我用蓝色画个斑斑"之类的话（斑斑是肖特喜欢看的动画片人物）。肖特看到教师在画画，慢慢挪动靠近教师。嘴里重复说着蜡笔、蜡笔。教师趁此机会递给肖特蜡笔，没想到他竟安静地坐在椅子上画画。肖特的抵触慢慢消失，距离就这样拉近了许多。

因为和肖特的共同行为和语言增多，肖特开始对教师的关注越来越多。这时，教师开始呈现肖特较喜欢的玩具并用夸张的方式呈现。几次后，肖特开始尝试触摸这些玩具，后来画画、堆积木时间逐渐减少。与此同时，教师与肖特有了一些身体上的接触，如开摩托车、小手爬痒痒等小互动游戏，慢慢地肖特和教师简单的互动有所增加。

2. 运用DTT回合操作试验方法建立模仿意识，从操作模仿、粗大动作模仿、手部模仿到口部的模仿。同时给予简单的指令："进/出门"、"开/关门""开/关灯""帮助老师放椅子""拿拼板"等。

3. 每天和肖特互动看卡片，将其说不准的词组记录下来，研究哪些音他不会说，哪些音他说得好，然后进行针对性的反复练习。同时，在肖特喜欢的强化物上给予更多适合的语言刺激，期间针对他说不好的音不断地变换方法来尝试。

训练成效

● 有针对性地对肖特进行了 3 个月康复训练后,肖特仿说能力提高。如动物类、水果类、生活类的卡片说对的概率很高。

● 能主动要求获得强化物或玩喜欢的游戏。

● 粗大动作、精细动作的模仿能力有了很大的进步。

● 可以跟着教师进行三步模仿,在指令方面也能完成两步大动作指令。

● 能与教师及其他儿童有很好的互动。

● 在饱足情况下还与教师和其他儿童分享食物。

案例3 咚咚模仿拍肚子

咚咚是一个有语言的 2 岁男孩,他的理解能力在 2 岁 3 个月,存在对阿姨、妈妈的依赖。在遇到自己不喜欢做的事情或不喜欢的物品时经常会说"找妈妈、找阿姨、找爷爷、我要回家"。一天,在个训课上需要完成大动作模仿拍肚子的任务,每当老师发出指令"这样做"(老师拍肚子)的时候,咚咚就会大喊"爷爷、妈妈、阿姨、我要走、我要回家",还试图站起来向教室门走去。

功能分析

假设咚咚大喊"爷爷、妈妈、阿姨、我要走、我要回家"行为的前提是学习任务,其强化物是引起关注或逃避学习。为了验证这一假说,当教师发出指令"这样做"并拍肚子之后,会立刻给予咚咚肢体上的半辅助,看其完成大动作模仿拍肚子。而他仍旧大喊:"爷爷、妈妈、阿姨、我要走、我要回家。"当教师把此项任务撤除后,整节课咚咚都不会哭。由此可以推断出逃避学习是咚咚大喊"爷爷、妈妈、阿姨、我要走、我要回家"的强化物。

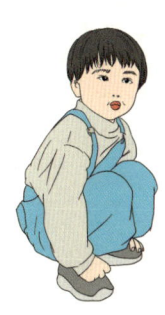

训练内容及方法

1. 经过对咚咚完成大动作模仿拍肚子这项任务的评估,发现咚咚在教师半辅助的情况下做大动作模仿拍肚子是有难度的。所以决定调整任务的难度,将半辅助提高一个辅助等级,即教师全辅助咚咚模仿大动作拍肚子。待提高一个辅助等级之后,咚咚在个训课上不再大喊"爷爷、妈妈、阿姨、我要走、我要回家"了。

2. 为了塑造咚咚的新技能,老师给咚咚降低了一个辅助等级。在半辅助下,待他完成模仿拍肚子(经过评估可以半辅助下完成的任务)任务后给其强化(经过强化物评估,咚咚最喜欢玩陀螺,待他玩耍 3 秒后教师收回陀螺)。反复密集练习,直到独立完成。

3. 进一步分析,当咚咚遇到不会做的事情时,不能使用正确的语言来表达自己的意愿。所以教师要教导他学会使用功能性的语言,学会说"我不会做,老师帮帮我"或"我不会做,老师换一个任务吧"。

训练成效

● 经过以上训练,咚咚在教学期间能够很配合,而且学到了许多动作及物品的操作模仿,模仿能力也大大提高了。

● 他不再大喊大叫,更不再逃避任务,而是遇到问题用语言向老师寻求帮助。

模仿技能训练项目指南

案例4 老师抱抱我

诺诺是个4岁的小男孩，主要是妈妈和姥姥照顾。第一次见到诺诺时叫他的名字他没有任何反应。他的语言大多是仿说，喜欢重复说话，说话声音的音量较小，比如当你问他要不要玩某个玩具的时候，他会说"要玩要玩要玩……"，当他离开时让他说再见，他便说"再见再见再见……"。当诺诺着急或是不高兴的时候他会把自己的双手攥成两个小拳头，不停地使劲敲打自己的脑袋和双腿。

问题行为描述

诺诺喜欢看书、看卡片，确切地说只是喜欢看书中的某一页或众多卡片里的某一张。在蔬菜类卡片中，他喜欢看大蒜、洋葱、白萝卜，在水果类卡片中，他喜欢看的是榴莲、杏。在读卡片的过程中若读到了这些他喜欢的卡片时，他会把卡片拿走，放在桌子上或是拿在手上，用他自己喜欢的方式去看这些卡片，每当看着自己喜欢的卡片时他会特别开心。诺诺最喜欢的玩具是汽车，各种各样的汽车都是他的最爱，诺诺也喜欢玩拼板，汽车的拼板更是他的最爱。诺诺最喜欢吃的食物是彩虹糖，只要有彩虹糖，他

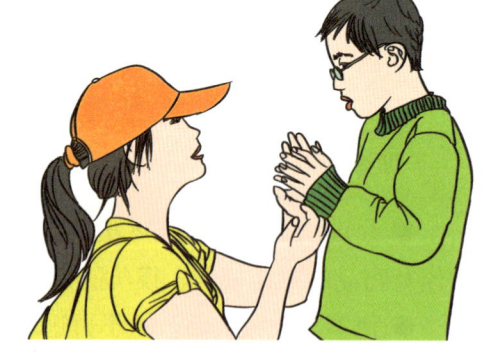

绝不吃其他零食。因此，给诺诺上课的时候强化物是一定要充足的。

训练内容及方法

诺诺的主要课程有个训课、游戏课、音乐课、精细课和运动课。起初的时候，诺诺的模仿能力是比较弱的，无论是在集体环境下还是在个训课上，他都不会模仿老师做动作。原因主要有两点：第一，他的注意力不在老师身上，他更多的是关注于自己所喜爱的物品上；第二，他不明白老师说的"这样做"是什么意思。因此，为了能让诺诺更多地关注到老师，首先必须使自己成为他所喜爱的"物品"。在诺诺的前几节个训课中，老师主要以跟他建立友好的关系为目的，在跟他游戏的过程中让他知道在这个教室里老师是可以提供给他所喜欢的物品的人，所以在每节个训课前，老师会准备充足的诺诺喜爱的玩具或食物作为强化物，这样才更容易提高诺诺的学习动机。

诺诺跟老师学的第1个动作模仿是拍手，第1步就是通过强化物吸引他的注意，然后老师先发出指令"这样做"，再拍手，再辅助诺诺做拍手的动作，最后给强化物，辅助的等级是由高到低，从全辅到半辅，最后不提供辅助让他独立完成。诺诺学习能力是较好的，大概3天的时间他就能够独立完成模仿老师拍手的动作。

但是这也并不代表他就会模仿了，当老师教诺诺模仿拍腿的时候，再发出指令"这样做"后，他会做拍手的动作，因为他把"这样做"与拍手这个动作配对了，还没有真正理解老师所说的"这样做"是要做出跟老师相同的动作。因而，老师继续以模仿拍手的过程来教诺诺模仿拍腿，在诺诺学会模仿老师拍腿以后又教他其他的大动作模仿。

训练成效

● 大概持续了1个多月,诺诺的模仿能力有了明显的提升,他可以从简单的一步模仿到两步动作模仿,现在已经能够模仿老师做连续的动作模仿,不管是在个训课上还是在集体课上,亦或是在幼儿园里,诺诺都能够模仿老师做动作。

● 除了模仿能力的提升,诺诺在语言表达方面也有着明显的进步,互动性语言也有所增加,不再是一味的仿说,打头的行为也有明显的减少。诺诺之所以打头,是因为他不知道如何表达自己的想法,从而用打头的方式来代替。为了解决这一问题行为,老师和家长在各种各样的情景下教诺诺该怎样表达,当他需要某样东西的时候就教他说"我要……""把……给我""××给我拿……",当他不愿意做某件事时就教他说"我不……"。现在的诺诺会通过语言来表达自己的意愿,打头的行为是极少的,只有在特别着急的时候才会出现。

● 诺诺表现好的时候老师不仅给他他喜欢的东西,还会抱抱他,这个时候的他总是洋溢出幸福的神情。

案例5 模仿动作"拍"

涵涵是个3岁3个月的男孩,家庭由爸爸、妈妈和他构成,生活中主要是妈妈陪伴左右。涵涵于2015年10月开始接受训练,主要训练课程有:"一对一"个训和感知觉运动、音乐、游戏、多感官等集体课程。

问题行为描述

训练过程中涵涵有"无意识"单音节的发出,妈妈说在家庭里偶尔会无意识地发出"妈妈"这个音,他听不懂简单的指令,没有模仿能力,平时坐在椅子上脚会动个不停。涵涵运动发育迟缓,没有跳的能力,平衡力很差。强化物仅限于食物,等待能力很差,没有立即给予其想要的东西就会发脾气、哭闹不停。涵涵的眼神对视特别好,对物品的追视也特别好,他可以360°的近距离追视强化物。

训练内容及方法

首先是训练涵涵的听指令能力。自涵涵适应教学环境后,只要进教室老师就给他发指令"关门",并以最快的速度进行全肢体辅助。这样训练了1个星期,老师把全辅助降低到半辅助,当发指令"关门",并指一指门,这时涵涵就会自己走到相应的位置关门。

对于涵涵无模仿能力这一点,老师选择先从最简单的"拍"这个动作来展开模仿练习。先吸引涵涵的注意,把注意力引过来老师会快速地发指令"这样做"并做"拍"

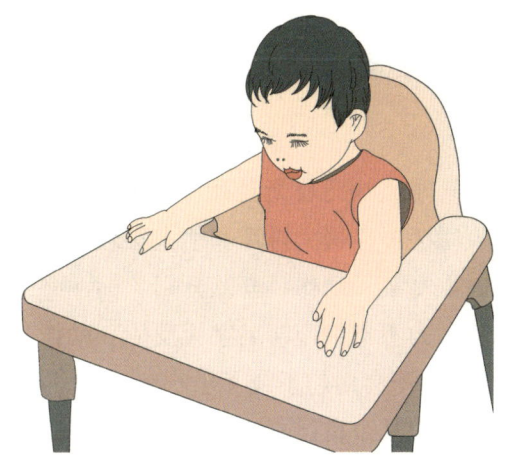

模仿技能训练项目指南

的动作,然后马上全辅助拍桌子,对孩子的行为及时给予强化。这样反复训练了3天,涵涵就可以独立去拍桌子。

训练成效

● 经过几个月的训练涵涵已经有了一定的模仿意识。
● 在与老师的配合能力、大动作模仿能力、听指令能力等方面都有明显进步,而进步最大的是对指令的回应。

案例6 口舌模仿

小明(化名),男孩,2011年6月25日出生,在2014年3月份(2岁8个月时)诊断为孤独症。

问题行为描述

小明缺乏目光对视,没有语言,到陌生的环境或见到陌生的人就尖叫哭泣,极为排斥和他人接触,包括眼神接触和肢体接触。机械性地重复某一动作,喜欢开门关门,必须把某样东西放在一定的位置。注意力不集中,叫名字无反应(动作与语言)。不听指令,生活自理不好,不会用勺子或叉子吃东西,不能独立用水杯喝水,认知能力薄弱,能认识几个自己喜欢的强化物。

训练内容及方法

针对小明的问题,教师前期做了大量的配合能力训练,对于无口语能力,前期小明已经在个训时做了大量的大动作模仿和精细模仿,建立了模仿意识。现在可以进行口舌模仿。锻炼口舌运动的力量和灵活性,为正确的口型、舌位打好基础。

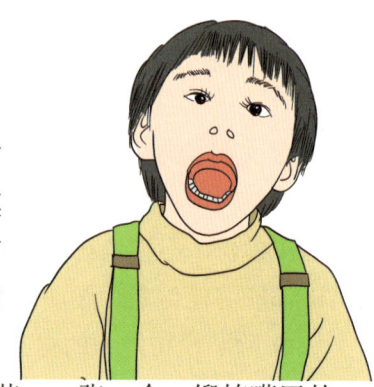

(1)张大嘴:夸张地发出a-u的音节,一张一合,锻炼嘴巴的张开度。

(2)活动嘴:发i-w的音节,嘴角先是向两边拉伸,再向中间缩,反复练习。

(3)模仿撅嘴、咧嘴、呲嘴、抿嘴、吸嘴角、鼓嘴吹气。

(4)上牙齿咬下唇,下牙齿咬上唇。

(5)伸舌训练:将舌头尽量前伸,缩回,再前伸缩回,反复练习。

(6)上舌位训练:口型保持张开,舌尖用力抵住上腭,反复进行。

(7)下舌位训练:口型保持张开,舌尖用力抵住下腭,反复练习。

(8)翘舌头训练:口型保持张开,舌尖尽量上翘,持续2~3秒,反复训练。

(9)卷舌头训练:舌体两侧卷起,通过双唇之间前伸,反复练习。

(10)划舌头:舌头在嘴巴里舔牙齿的外表面1周,循环此运动。

在做口部模仿的同时,进行了简单的发音训练。张嘴时说"a",撅嘴时说"u",咧嘴时说"i",咬下唇时说"f"等等。

训练成效

经过大量的反复练习和强化,小明可以说"爸爸""妈妈""奶奶",

随后说出"爷爷"。2个月后基本的叠音都可以模仿说出来,而且可以说出单个的字,比如在拒绝时可以说"不",在表达需求时可以说"要",在叫他名字时可以答应"到"和"哎"。3个月后可以独立从1数到20。4个月后可以命名常见的食物、水果、动物等卡片50余种。

案例7 亮亮的仿说训练

亮亮是个3岁的男孩。在课堂上叫其姓名时能理解,但没有应答的意识。这说明孩子能认识自我,但不能有意识地运用气流与正确地应答。在老师的提示下,可以有意识地去模仿张嘴"啊",但口部的灵活性较差,气流应用的意识较差,唇部肌力差。在大肌肉动作方面,对指令的反应灵敏度欠佳,需提示几遍之后才能完成。执行指令的主动意识差,配合意识差。

行为分析

老师对亮亮的这种行为进行了分析,亮亮唇部肌力的控制能力差,大肌肉动作方面对于老师下达的指令缺少执行的兴趣,自我发展的主动配合意识欠佳。

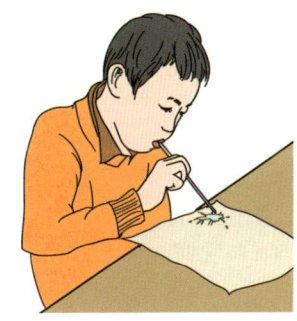

训练内容与方法

1. 与孩子进行游戏互动(玩球),在他感兴趣的某个点上,中断游戏,来激发孩子的主动配合意识,只要孩子能配合老师答应一声,就立即将球给他,来进行下一轮的练习。

2. 平时多进行吹气、吹泡泡、吹小纸片、吹小蜡烛等吹的动作和用玩具喇叭、笛子等用力吹出声音。可以使用吸管进行吹或吸的练习;模仿各种动物的叫声,如狗"汪汪"、鸭子"呱呱"、鸡"咕咕";模仿各种环境、交通工具、对象的声音,如下雨"淅沥"、汽车喇叭"嘀嘀"、打鼓"咚咚",可以提高孩子的学习动机。

3. 在能够配合做"啊"的基础上,诱导孩子先仿说他熟悉的音节,因为孩子习惯说1个字,这个时候需要老师的口型示范,如"妈--妈、阿--姨",放慢速度引导孩子模仿发音。然后逐渐地过渡到他不熟悉的音节,如"背背、抱抱、拜拜""滴滴""哒哒"等,来练习孩子的唇部肌力。同时应注意平时多做口舌操来锻炼孩子口部和舌部的肌肉。

4. 通过游戏互动,既培养了孩子的互动意识,又提高了孩子的唇部控制能力,在进行静态仿说的时候,孩子就能安静地坐下来对卡片或是字卡有节奏地仿说了。这个时候用大量的字卡来引导孩子跟着仿说,如"妈妈抱抱我""我要积木""我要帽子"等等。

案例8 睿睿的过度模仿

睿睿最近出现过度模仿的现象。体现在在课堂上模仿老师的行为(整理课堂纪律,惩罚小朋友等);模仿小朋友的错误行为（在地上打滚；在课堂上乱跑、乱拿玩教具）；模仿家长处理问题的方式（喊叫或打其他小朋友）。

功能分析

老师对睿睿的行为进行了功能分析，假设睿睿出现该行为的目的是为得到关注或逃避任务。为验证这一假说，对睿睿进行观察，记录当睿睿出现过度模仿时所处的环境。结果发现，在涉及到教学内容时，睿睿并没有出现过度模仿的行为，所以将逃避任务的假设排除掉；经过继续观察发现，当睿睿得不到家长或老师的关注时会出现过度模仿的行为，课堂上该现象出现得较频繁，当教师长时间未关注到他时，他就会出现过度模仿的行为。因此，分析出睿睿之所以出现过度模仿的行为，目的是得到外界的关注。

训练内容与方法

1. 当睿睿出现该行为时，采用忽略的方式。在环境允许的情况下尝试彻底忽略。当睿睿出现过度模仿的行为时不给予任何语言、目光、动作上的关注，按正常的程序进行（继续完成该完成的任务）；若影响到课堂纪律，可直接进行肢体辅助，将睿睿拉回来站好或坐好，但操作时无任何语言或目光上的关注。

2. 尝试使用差别强化的方法。睿睿之所以会出现该行为，主要的目的是得到家长或教师的关注。关注与强化睿睿正确的行为，当睿睿有正确的行为出现时及时给予强化，对错误行为仍采取忽略的方式。

3. 尝试用正确的方式得到外界的关注。当正确地完成一项任务后，可用语言告知教师或家长，例如"我完成了""我做完了"等语言。

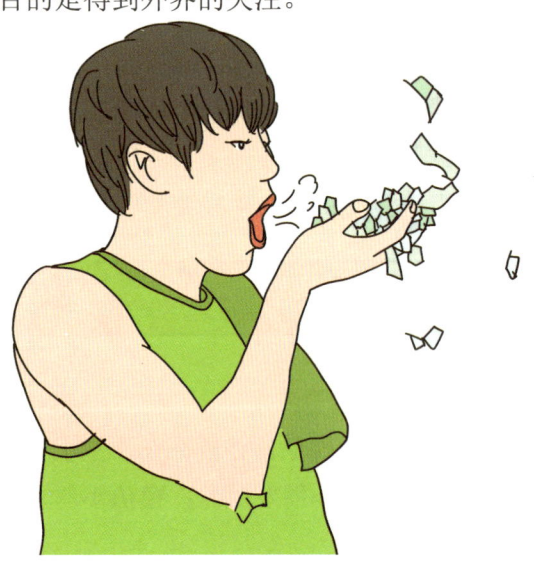

第三章

模仿技能初级训练项目

01 使用物品模仿动作

该技能的训练目的是，患者可以模仿使用物品的动作。通过该技能的训练，患者应该能达到这样一种水平，即：对患者说"这么做"，然后用物品做某种动作，患者能够模仿使用物品的动作。需要注意的是，这项任务的目的是模仿，而非言语理解。因此，对所有的目标使用相同的指令，例如："这么做"，随后做一个动作展示。不要将指令更改为"按门铃"或者"飞飞机"等，因为这些指令需要有高层次的语言理解能力。

扫描二维码，打印本技能训练配套表格

第三章
模仿技能初级训练项目

教学材料

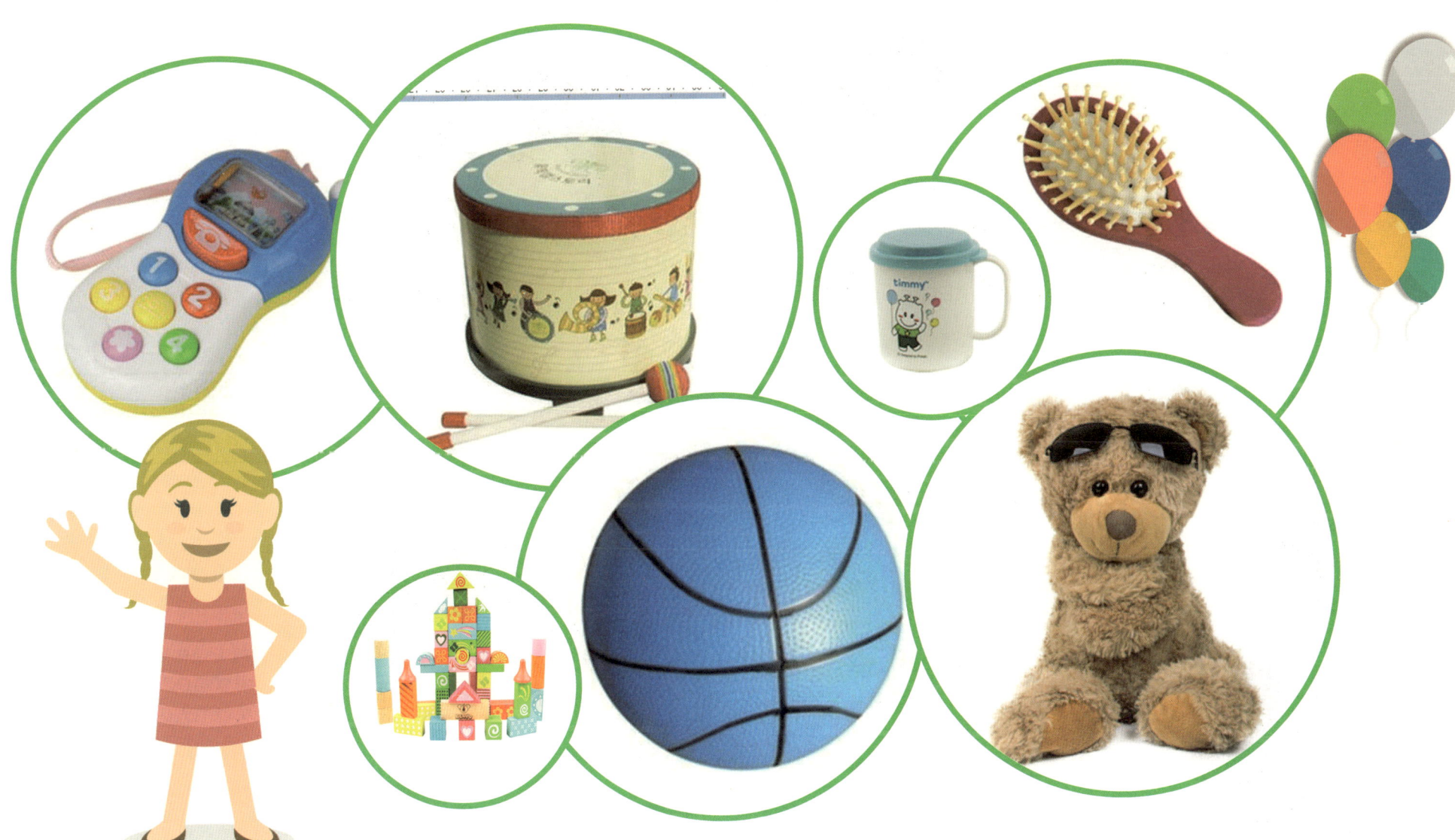

模仿技能训练项目指南

训练方法示例

示例 1

模仿往容器里放木块的动作。

小档案	
训练时长	
辅助情况	

示例 2

模仿敲鼓的动作。

小档案	
训练时长	
辅助情况	

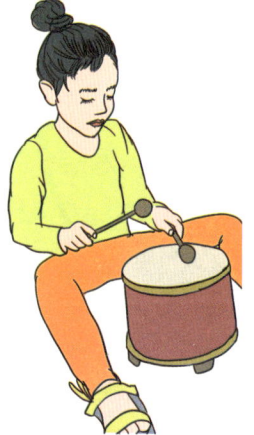

TIPS：你需要拿着物体直接在患者的面前或者眼前展示动作，以确保他们能关注你在做什么。例如，在用鼓棒击鼓之前，你需要用比较夸张的动作在患者眼前移动鼓棒，这样他们会被鼓棒吸引到，进而去看你接下来会用鼓棒做什么。

示例 3

模仿接电话的动作。

小档案	
训练时长	
辅助情况	

示例 4

模仿梳头发的动作。

小档案	
训练时长	
辅助情况	

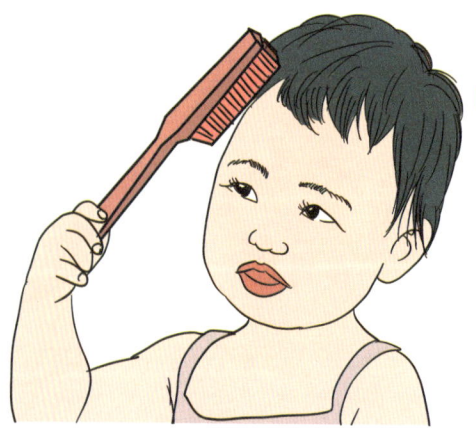

TIPS：由儿童展示的大动作的模仿不要求非常精确，只要他能够依照他人的动作做出类似的动作即可。

第三章
模仿技能初级训练项目

训练方法示例

示例 5

模仿喝水的动作。

小档案	
训练时长	
辅助情况	

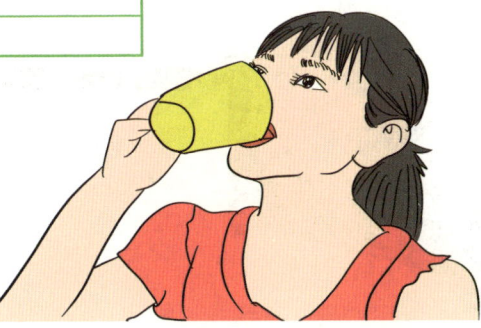

示例 7

模仿拍皮球的动作。

小档案	
训练时长	
辅助情况	

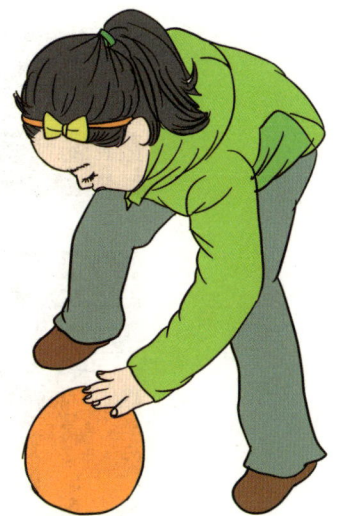

示例 6

模仿抱娃娃的动作。

小档案	
训练时长	
辅助情况	

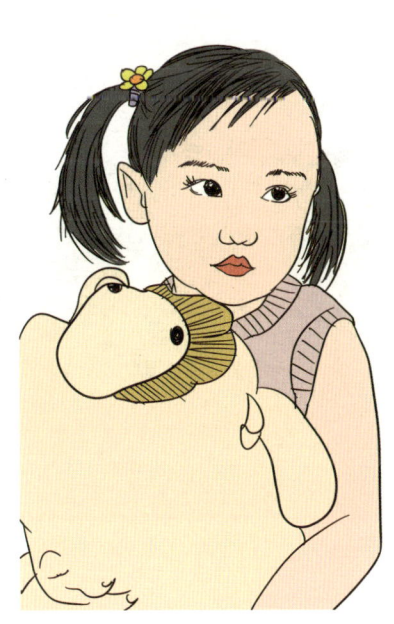

示例 8

模仿踢球的动作。

小档案	
训练时长	
辅助情况	

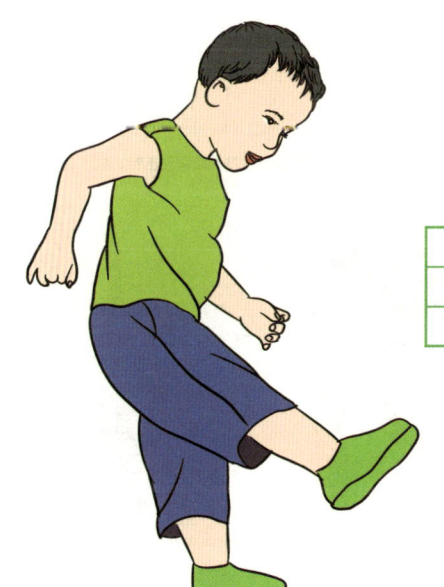
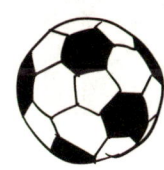

泛化到教室

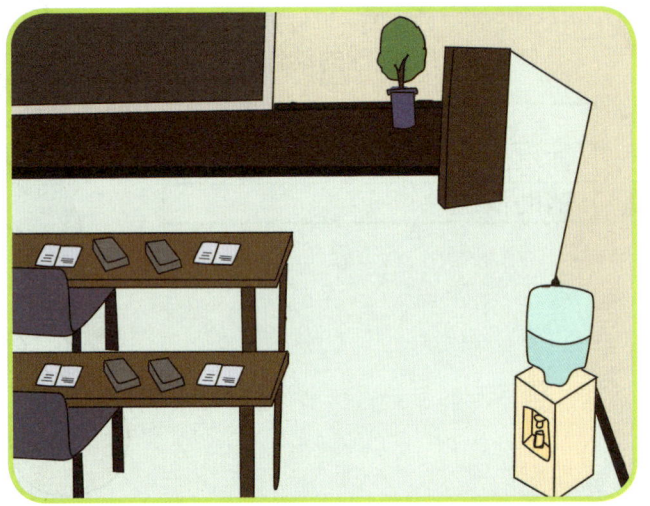

泛化到卧室

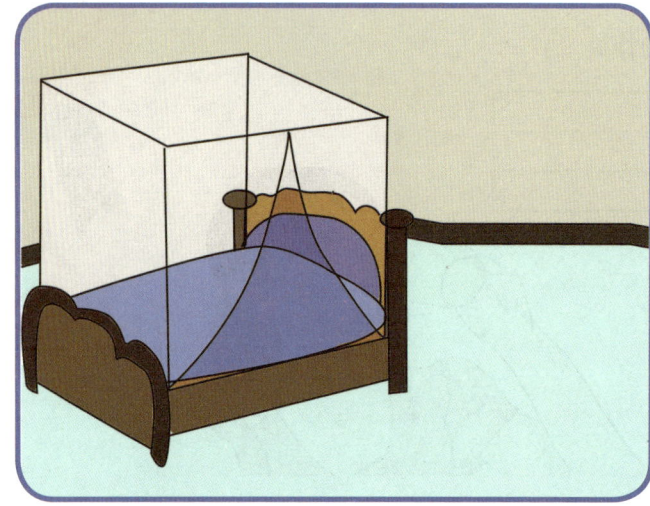

泛化到客厅

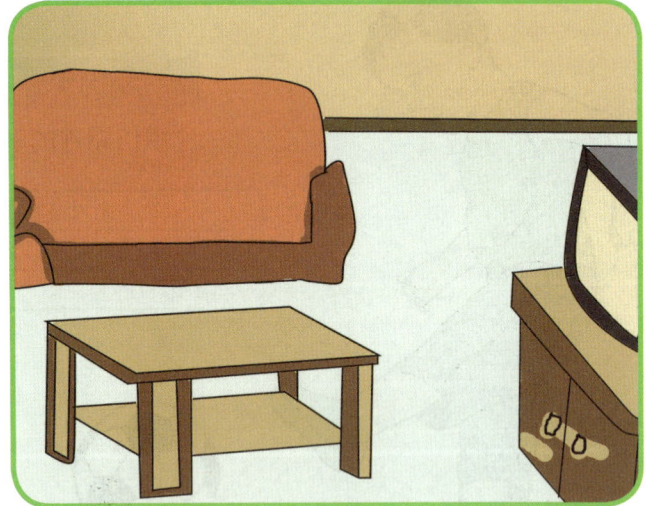

泛化到室外

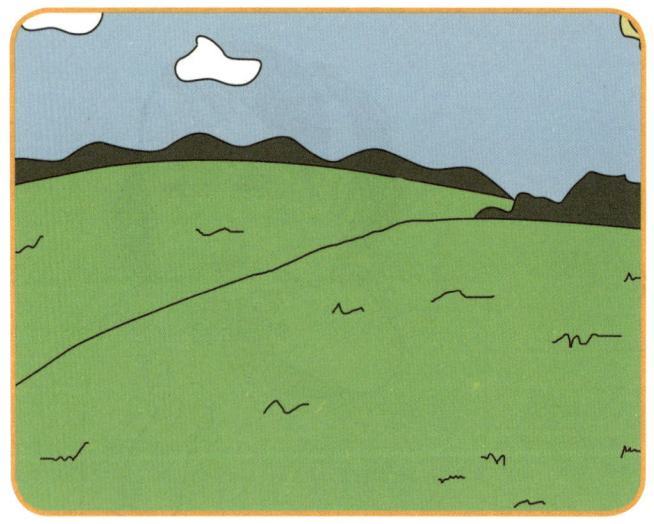

02 大动作的模仿

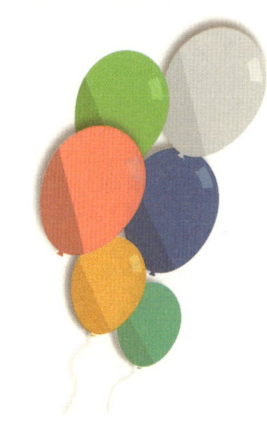

该技能的训练目的是，患者可以进行大动作的模仿。通过该技能的训练，患者应该能达到这样一种水平，即：对患者说"这么做"，然后做某种大动作，患者能够进行大动作的模仿。需要注意的是，这项任务的目的是模仿，而非言语理解。因此，对所有的目标使用相同的指令，例如："这么做"，随后做一个动作展示。不要将指令更改为"拍拍手"或者"跺跺脚"等，因为这些指令需要有高层次的语言理解能力。

扫描二维码，打印本技能训练配套表格

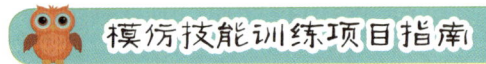

教学材料

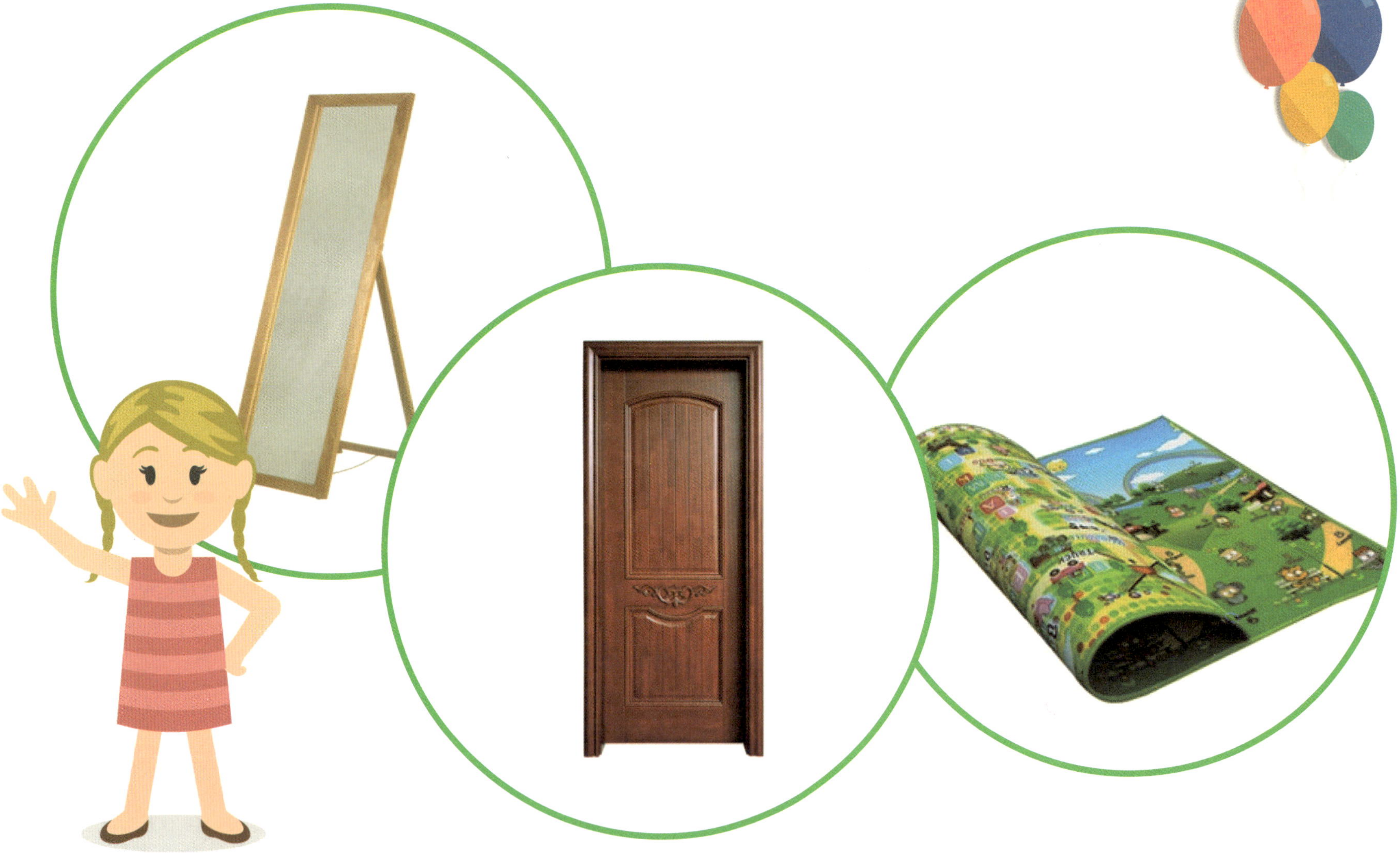

第三章
模仿技能初级训练项目

训练方法示例

示例 1

模仿举起双手的动作。

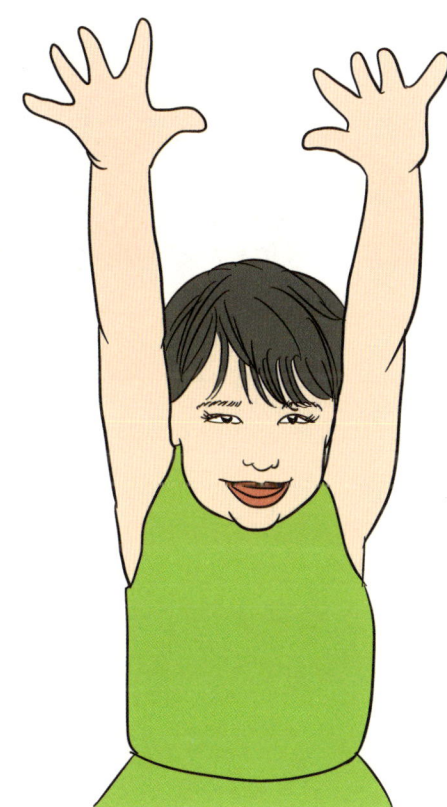

示例 2

模仿拍手的动作。

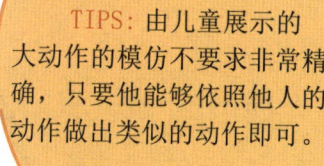
TIPS：由儿童展示的大动作的模仿不要求非常精确，只要他能够依照他人的动作做出类似的动作即可。

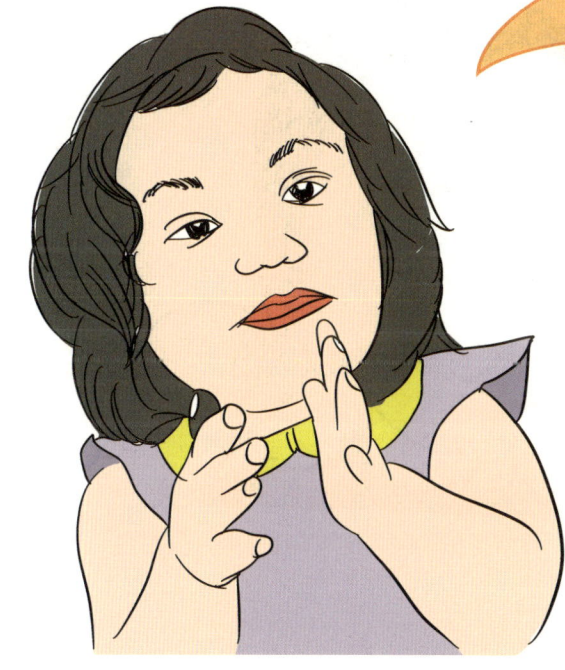

小档案	
训练时长	
辅助情况	

小档案	
训练时长	
辅助情况	

模仿技能训练项目指南

训练方法示例

示例 3

模仿双手抓耳朵的动作。

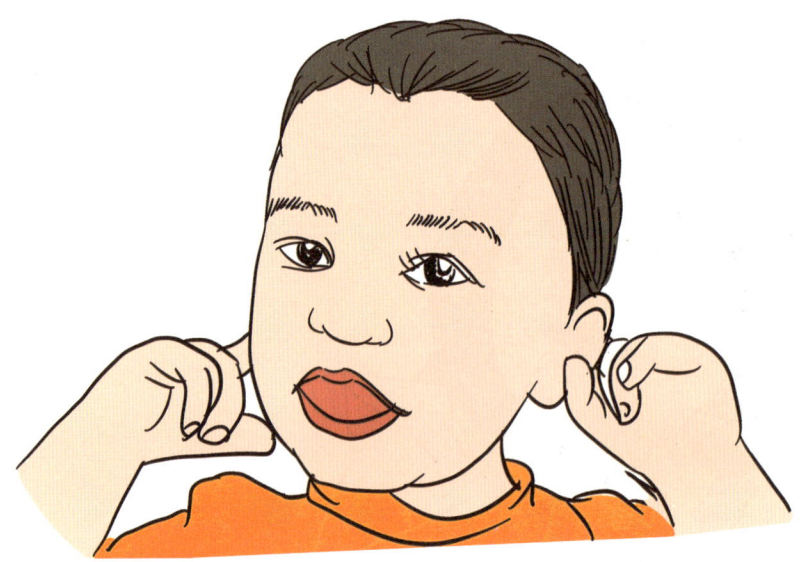

小档案	
训练时长	
辅助情况	

示例 4

模仿跺脚的动作。

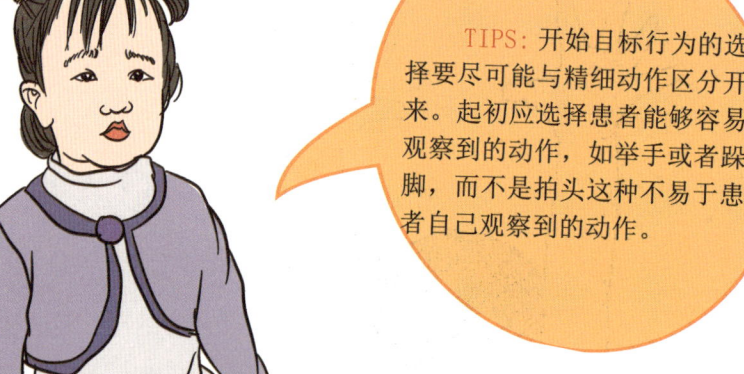

TIPS：开始目标行为的选择要尽可能与精细动作区分开来。起初应选择患者能够容易观察到的动作，如举手或者跺脚，而不是拍头这种不易于患者自己观察到的动作。

小档案	
训练时长	
辅助情况	

第三章
模仿技能初级训练项目

训练方法示例

示例 5

模仿跳一跳的动作。

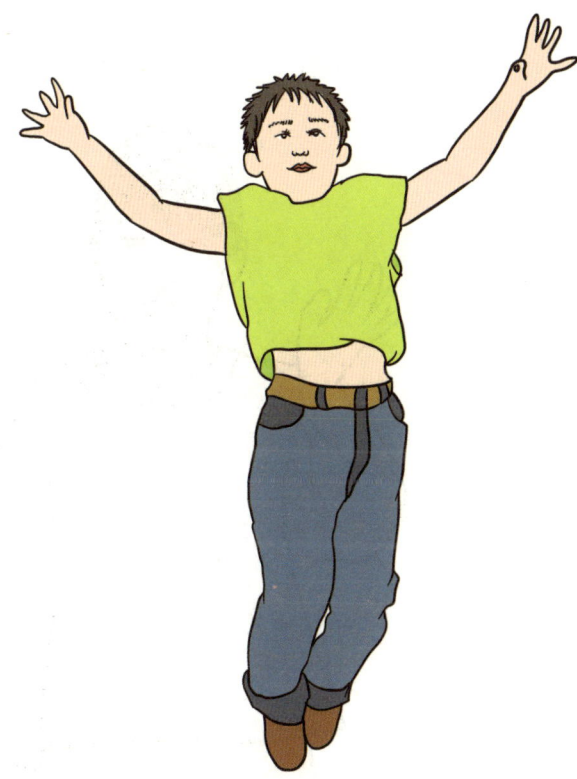

示例 6

模仿敲门的动作。

TIPS：尽量在患者眼前展示动作，以确保他们能关注你在做什么。例如，你可能需要用比较夸张的动作在患者眼前拍手以吸引他的注意。

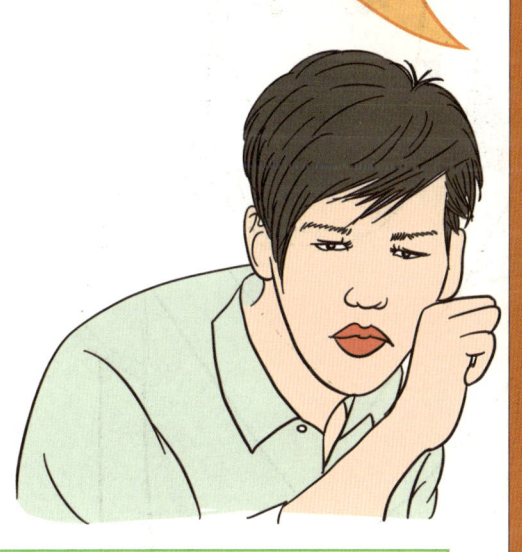

小档案	
训练时长	
辅助情况	

小档案	
训练时长	
辅助情况	

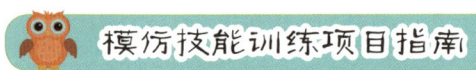
模仿技能训练项目指南

示例 7

模仿摸肩膀的动作。

小档案	
训练时长	
辅助情况	

训练方法示例

示例 8

在活动室模仿挥手的动作。

小档案	
训练时长	
辅助情况	

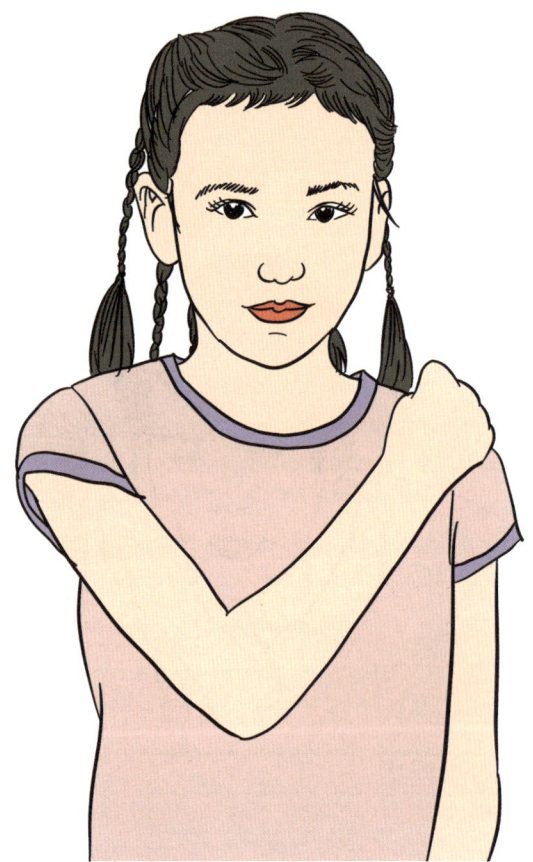
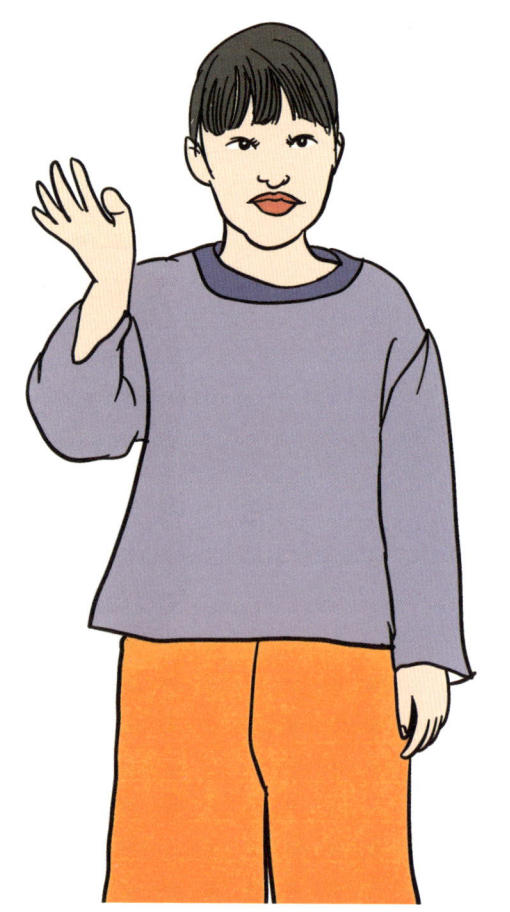

第三章
模仿技能初级训练项目

泛化到教室

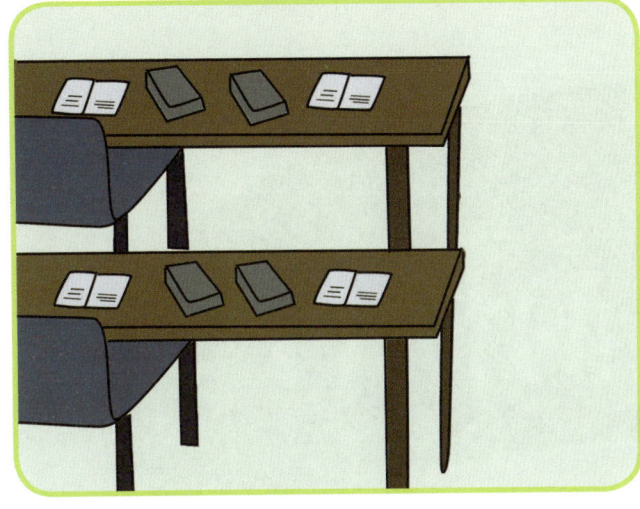

泛化到游乐场

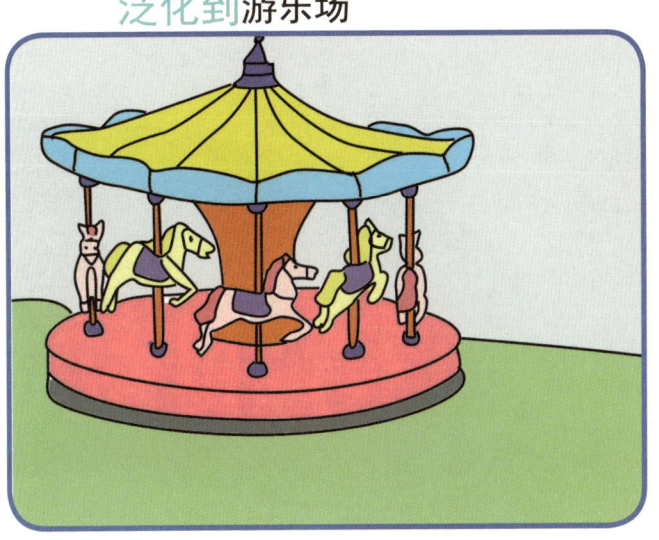

泛化到客厅

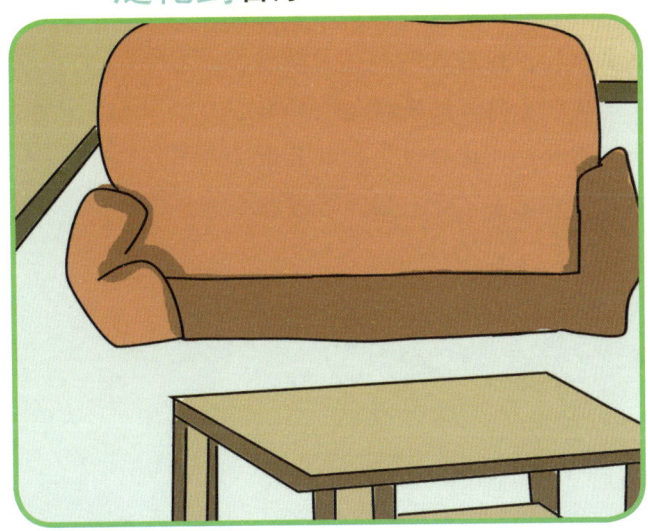

泛化到室外

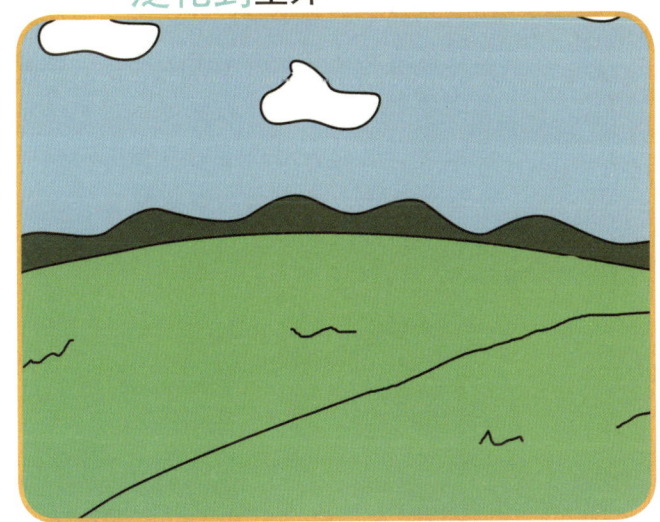

模仿技能训练项目指南

03 精细动作的模仿

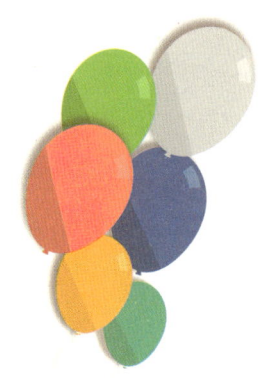

该技能的训练目的是，患者可以模仿精细动作。通过该技能的训练，患者应该能达到这样一种水平，即：对患者说"这么做"，然后做某种精细动作，患者能够进行该动作的模仿。需要注意的是，这项任务的目的是模仿，而非言语理解。因此，对所有的目标使用相同的指令，例如："这么做"，随后做一个动作展示。不要将指令更改为"捡起来"或者"放进去"等，因为这些指令需要有高层次的语言理解能力。

扫描二维码，打印本技能训练配套表格

第三章
模仿技能初级训练项目

教学材料

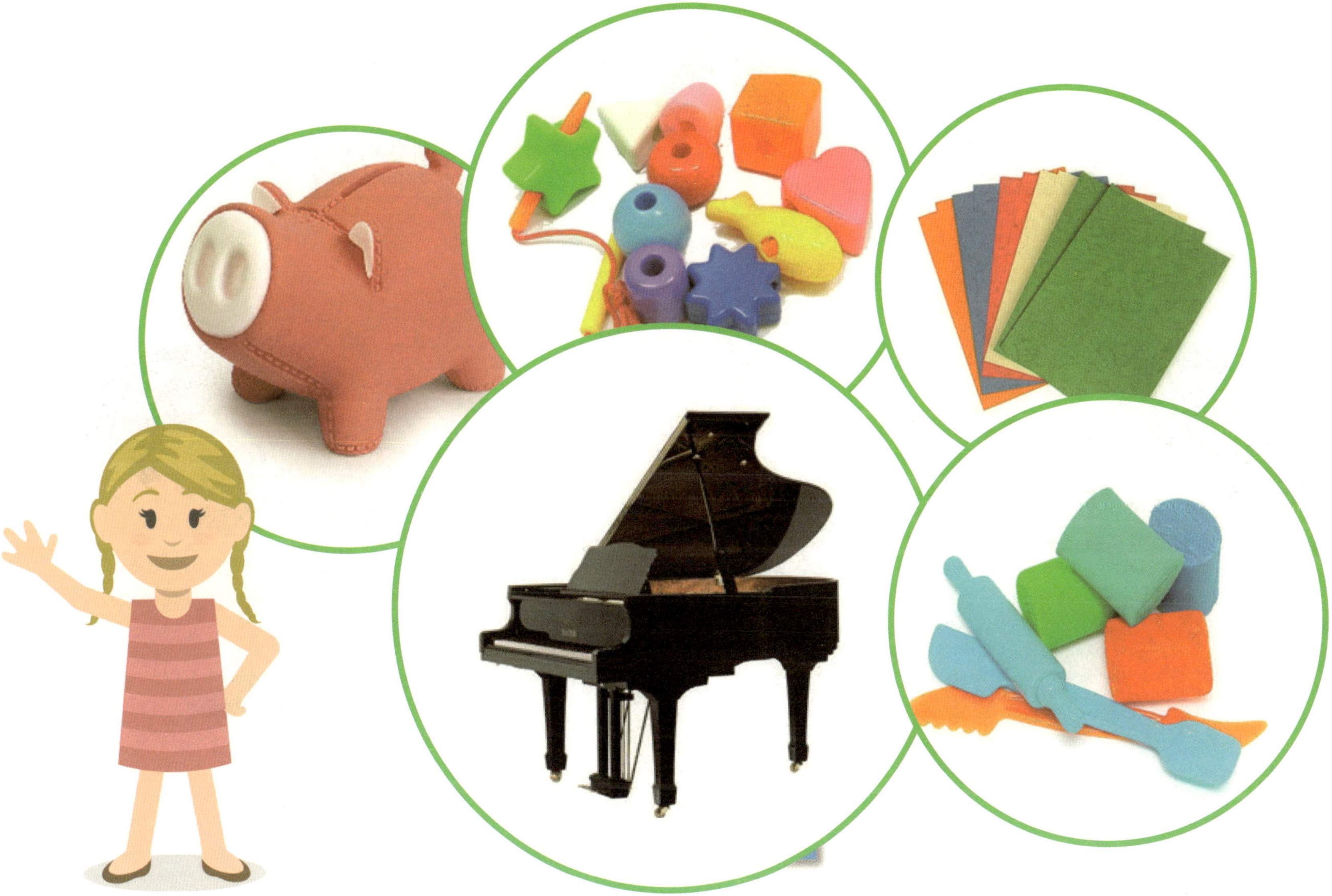

模仿技能训练项目指南

示例 1

模仿张开手的动作。

小档案	
训练时长	
辅助情况	

训练方法示例

示例 2

模仿握紧拳头的动作。

小档案	
训练时长	
辅助情况	

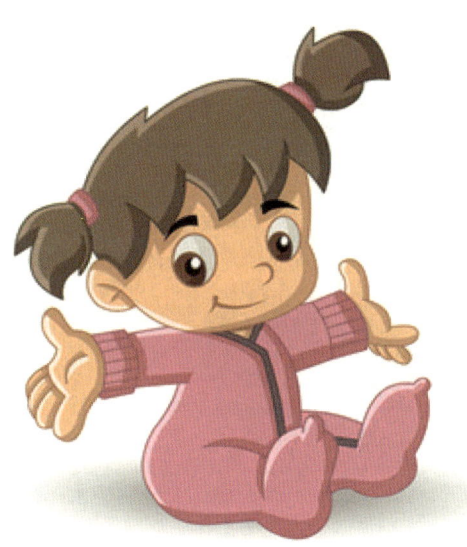

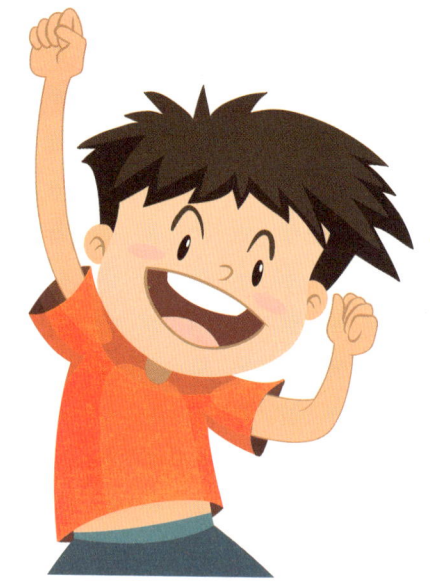

第三章
模仿技能初级训练项目

训练方法示例

示例 3

模仿握手的动作。

小档案	
训练时长	
辅助情况	

示例 4

模仿弯曲手指的动作。

小档案	
训练时长	
辅助情况	

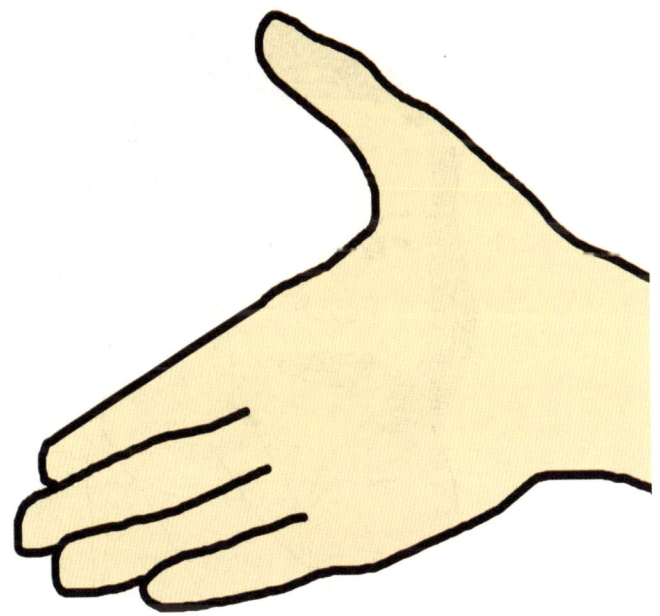

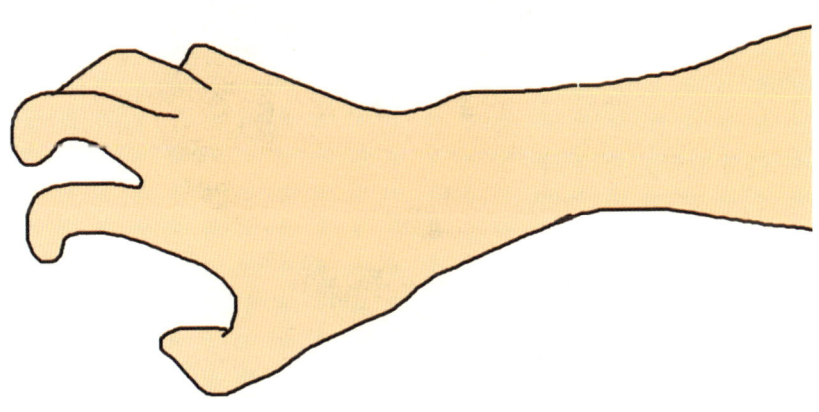

模仿技能训练项目指南

训练方法示例

示例 5

模仿搓手的动作。

小档案	
训练时长	
辅助情况	

示例 6

模仿擦脸的动作。

小档案	
训练时长	
辅助情况	

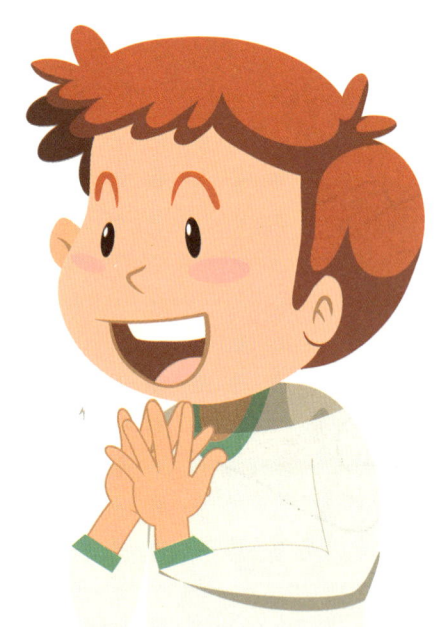

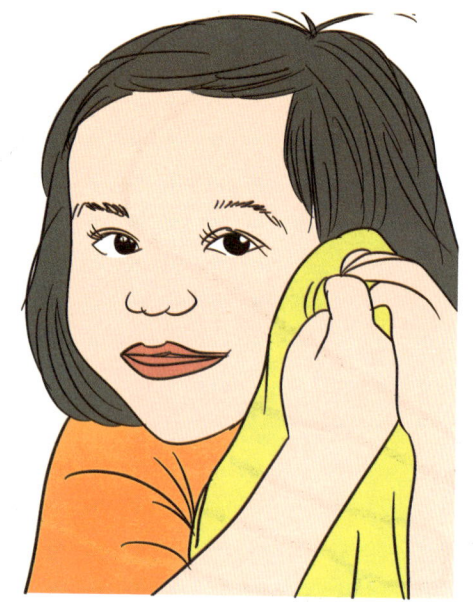

第三章
模仿技能初级训练项目

示例 7

模仿用手指鼻子动作。

小档案	
训练时长	
辅助情况	

示例 8

模仿用手指玩具的动作。

小档案	
训练时长	
辅助情况	

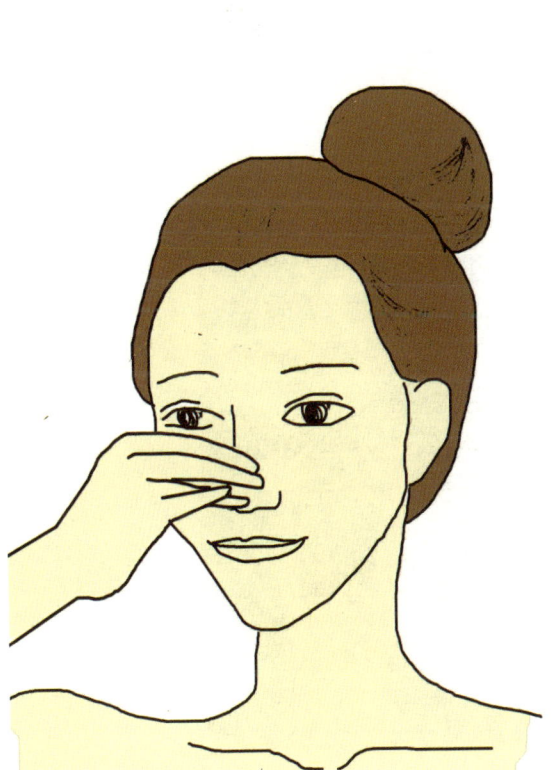

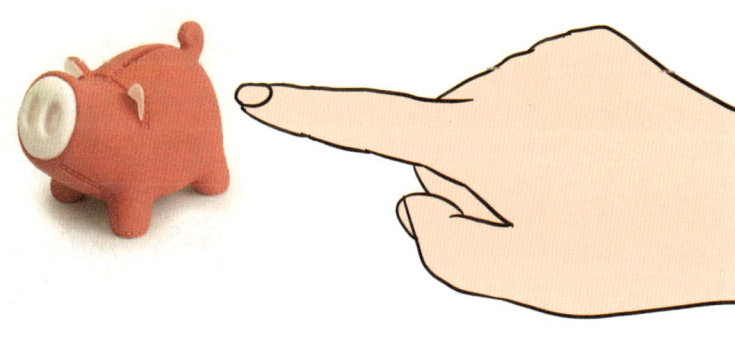

模仿技能训练项目指南

泛化到教室

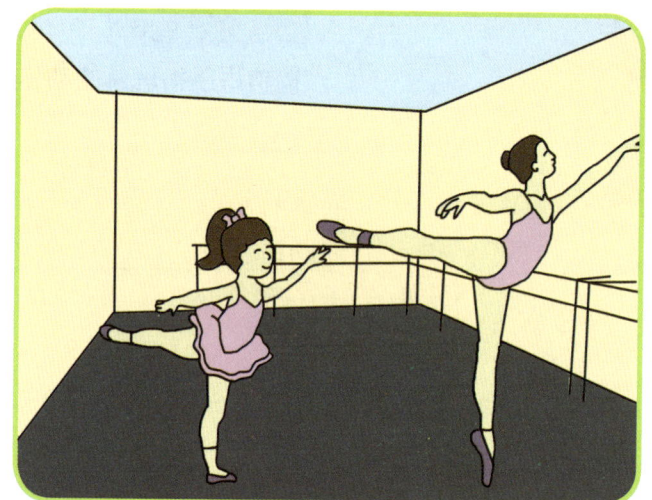

泛化到游乐场

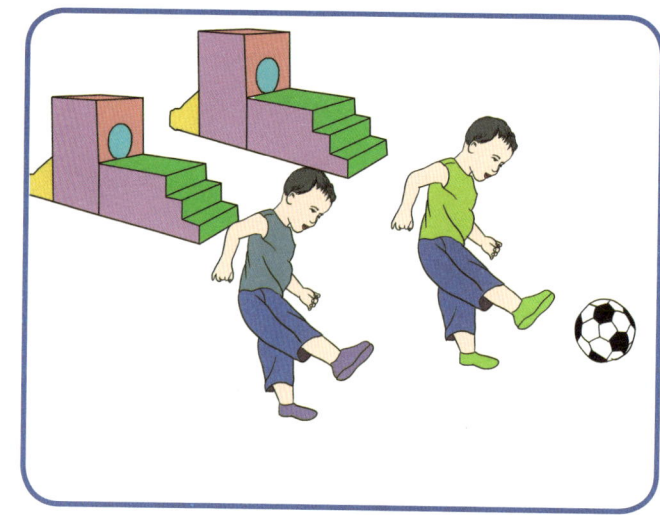

泛化到客厅

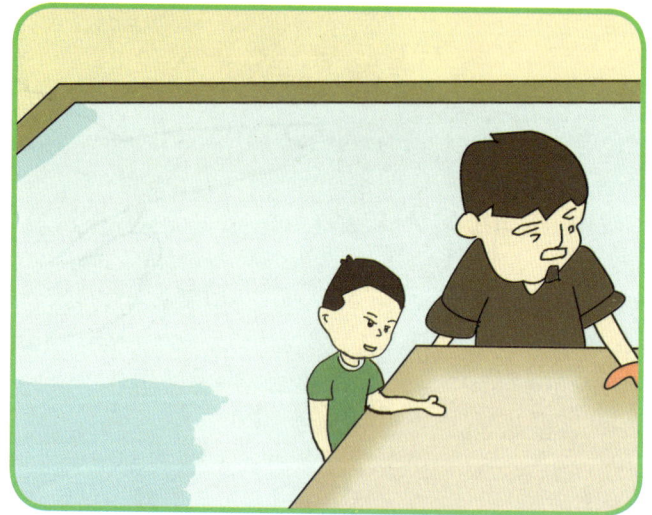

泛化到室外

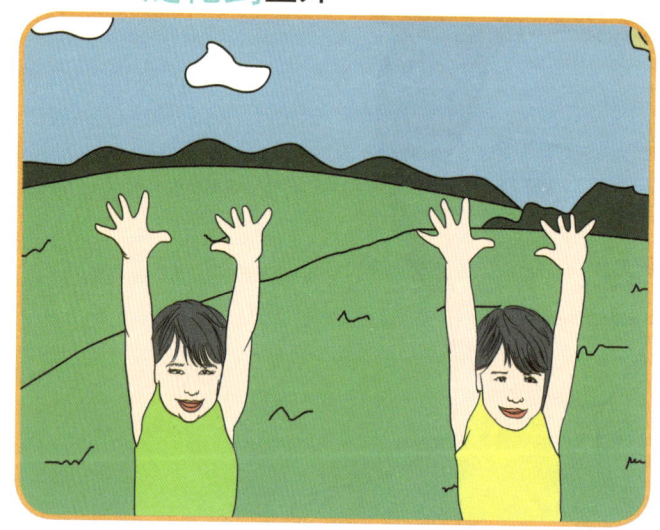

04 模仿玩水球

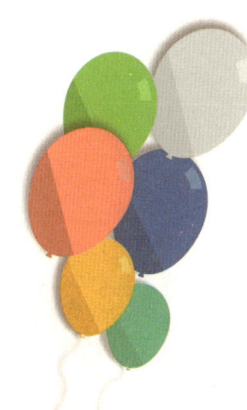

该技能的训练目的是，提升患者在自然情境下的模仿能力。通过该技能的训练，患者应该能达到这样一种水平，即：对患者说"这么做"，然后做玩水球动作，患者能够进行该动作的模仿。一般来说，患者有一个从被动模仿发展为主动模仿的过程，初期需要教师通过对患者的观察了解，把握患者喜欢的物品与活动。在吸引患者跟随模仿的整个过程中，以夸大的肢体动作、不断变化的声音和极为丰富的表情，使患者感受到极大的乐趣，使所操控的物品或活动本身充满诱惑力，促进患者主动地跟随模仿。

 模仿技能训练项目指南

教学材料

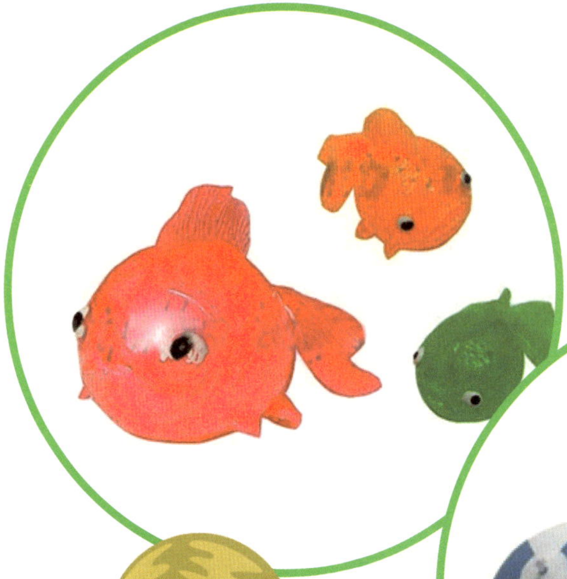

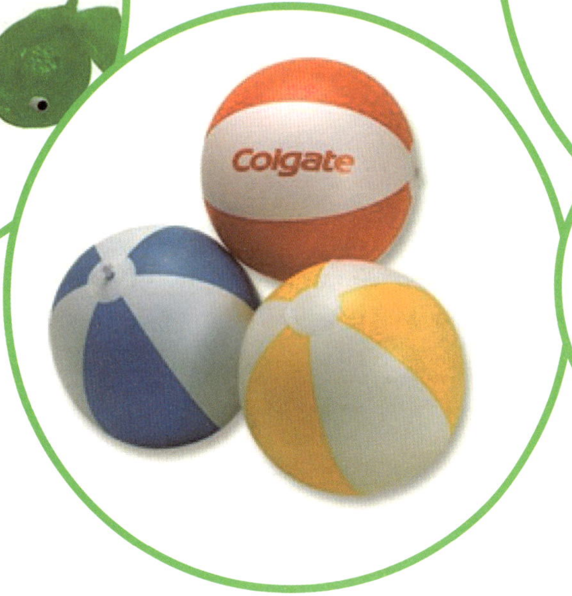

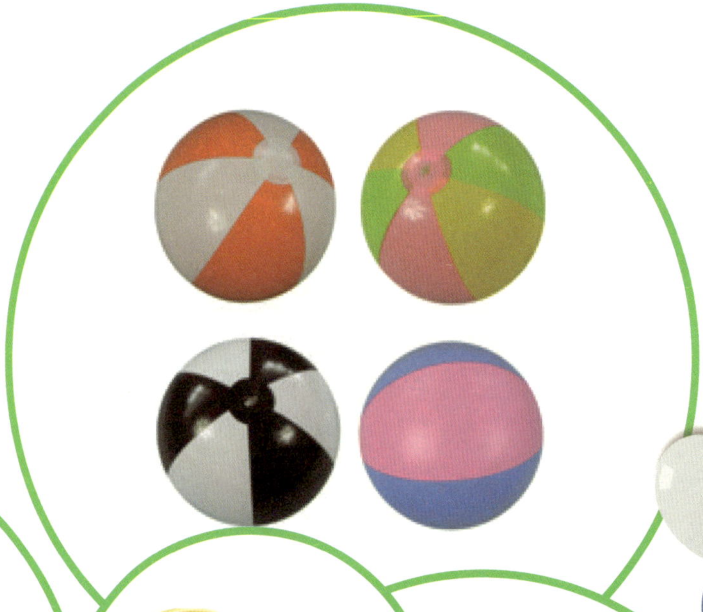

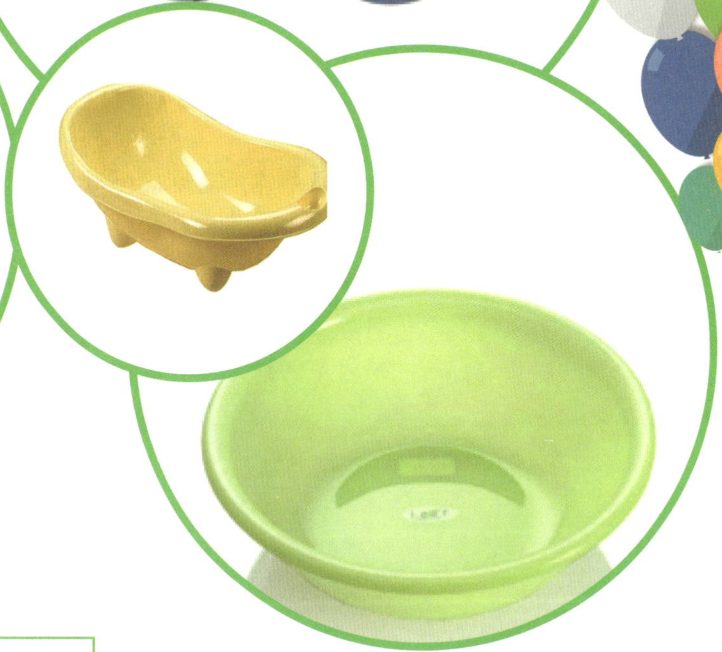

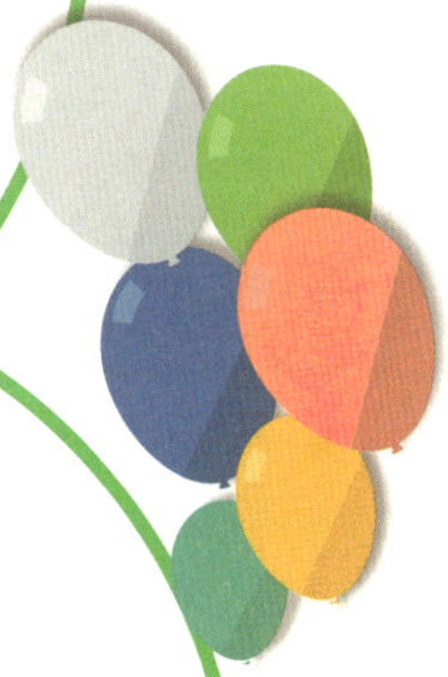

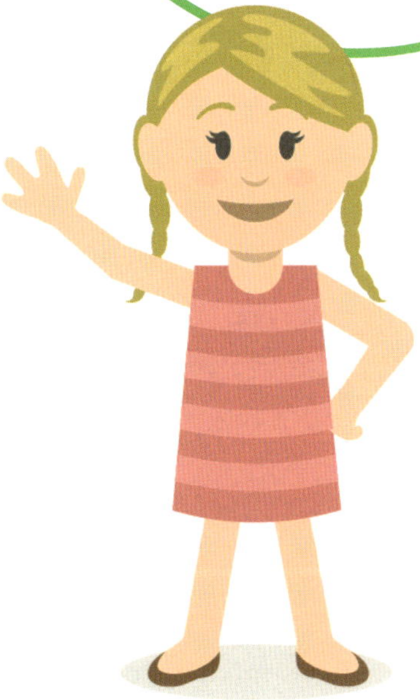

小档案	
训练时长	
辅助情况	

第三章
模仿技能初级训练项目

训练流程

第一步：教师准备好水盆和水球。

→ 第二步：教师以夸张的动作、声音及表情引起患者的注意。

→ 第三步：教师拿起一个水球放入水盆内。

→ 第四步：患者模仿教师，拿起一个水球放入水盆内。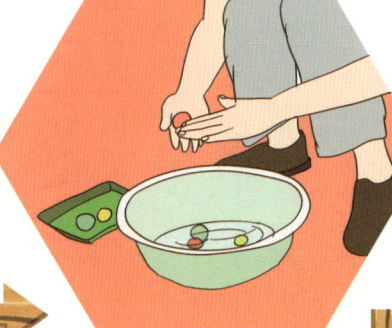

↓

第七步：教师往一个水球里灌水。 ← 第六步：患者模仿教师逐个放入水球。 ← 第五步：教师逐个放入水球。 ←

↓

第八步：患者模仿教师往水球里灌水。 → 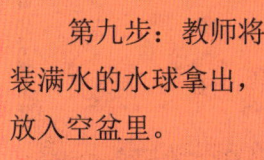 → 第九步：教师将装满水的水球拿出，放入空盆里。 → 第十步：患者模仿教师将装满水的水球放入空盆里。

41

 模仿技能训练项目指南

泛化为玩具鸭子

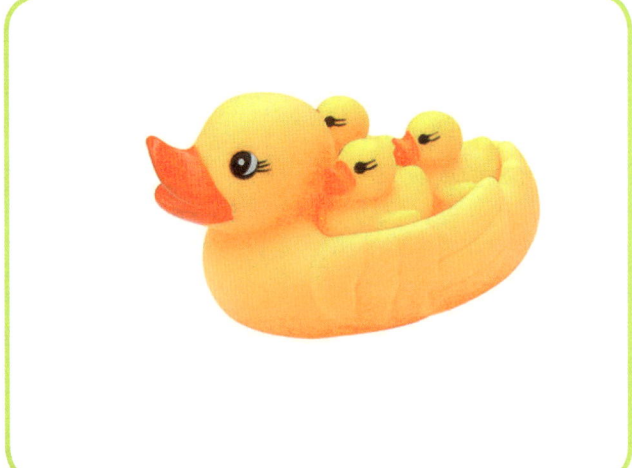

泛化为玩具青蛙

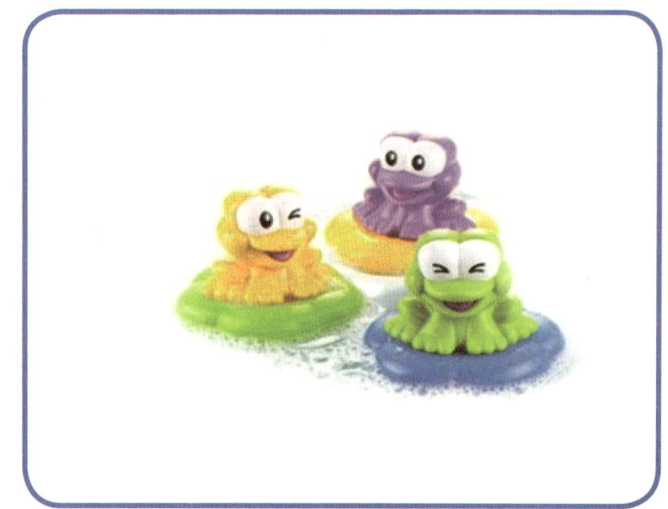

泛化为洗玩具

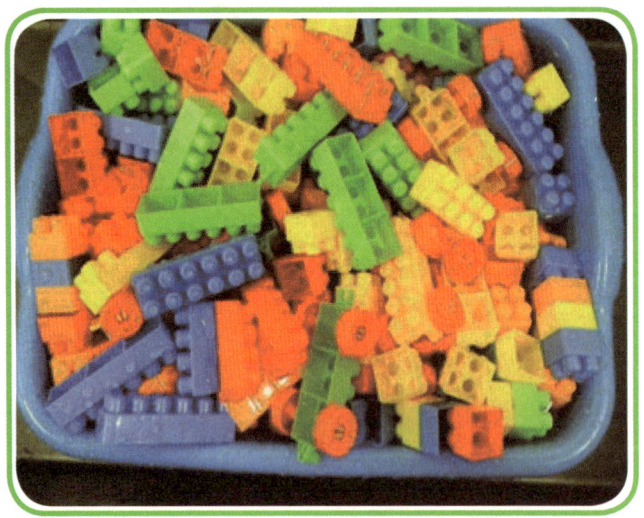

泛化为玩具手枪

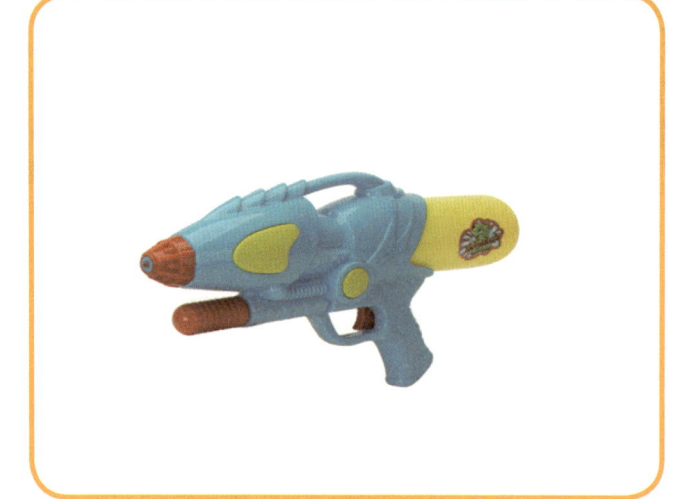

第三章
模仿技能初级训练项目

05 模仿涂鸦

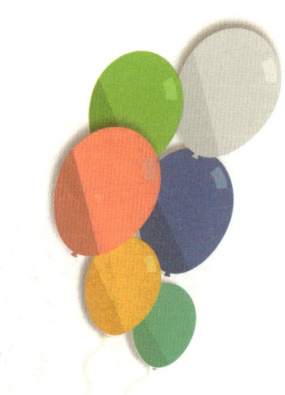

该技能的训练目的是，提升患者精细动作的模仿能力。通过该技能的训练，患者应该能达到这样一种水平，即：对患者说"这么做"，然后做涂鸦动作，患者能够进行该动作的模仿。在吸引患者跟随模仿的整个过程中，以夸大的肢体动作、不断变化的声音和极为丰富的表情，使患者感受到极大的乐趣，使所操控的物品或活动本身充满诱惑力，促进患者主动地跟随模仿。

扫描二维码，打印本技能训练配套表格

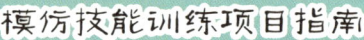

教学材料

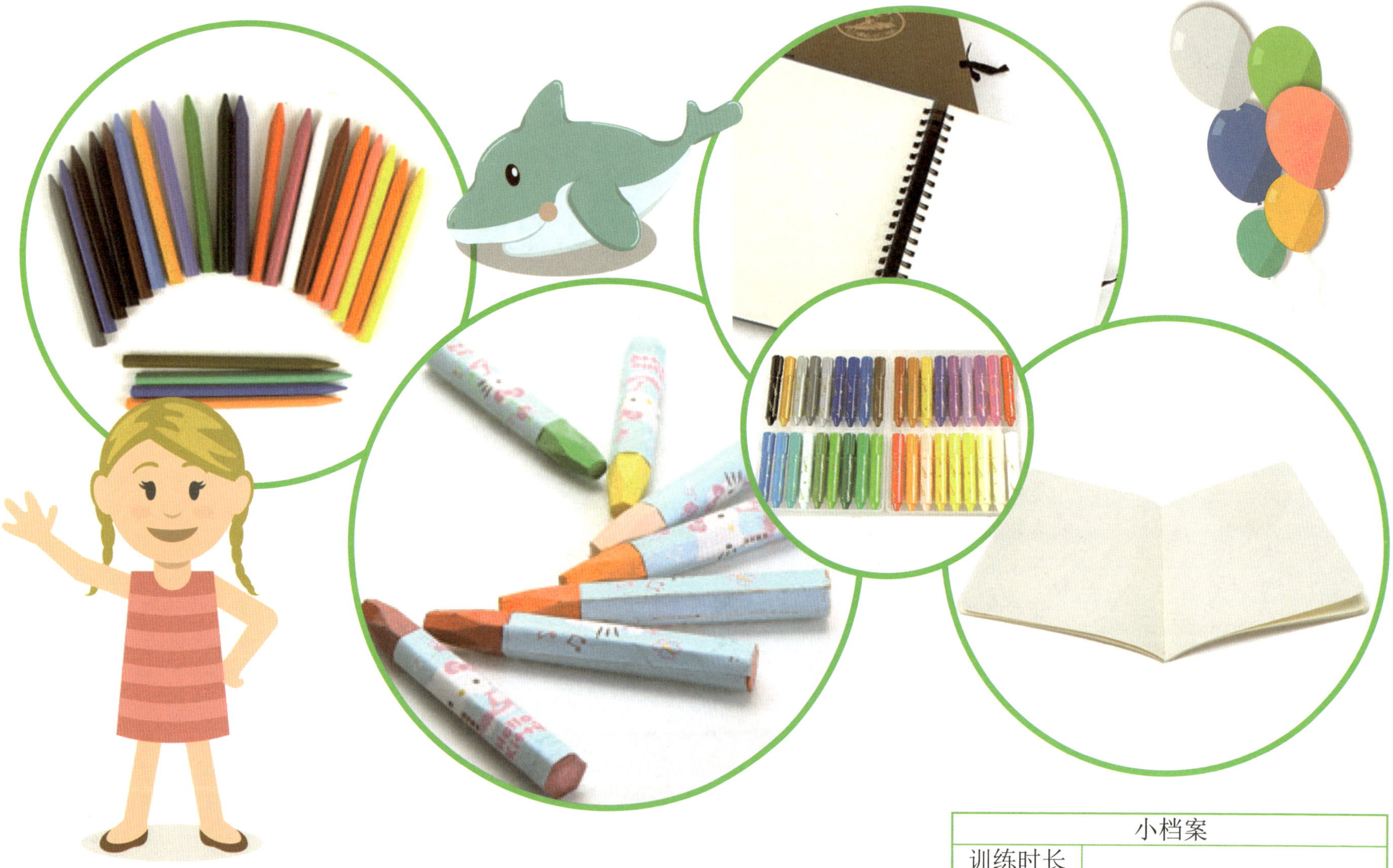

小档案	
训练时长	
辅助情况	

第三章 模仿技能初级训练项目

训练流程

第一步:教师准备油画棒和白纸。

第二步:教师以夸张的动作、声音及表情引起患者的注意。

第三步:教师拿起油画棒在白纸上涂鸦。

第四步:教师辅助患者拿起油画棒。

第五步:教师手把手辅助患者用油画棒在白纸上随意涂画。

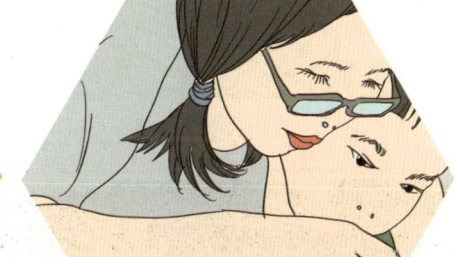

第六步:当患者完成涂鸦时,教师立即给予夸奖。

第七步:重复上述步骤。

第八步:逐步撤除辅助。

第九步:患者独立完成涂鸦。

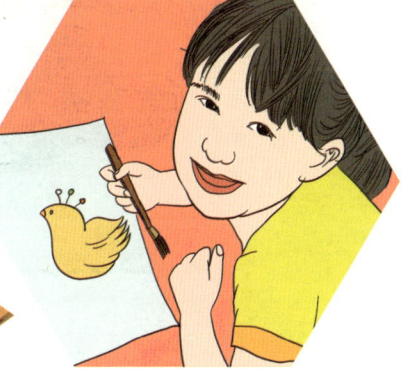

 模仿技能训练项目指南

泛化到 在沙滩玩涂鸦

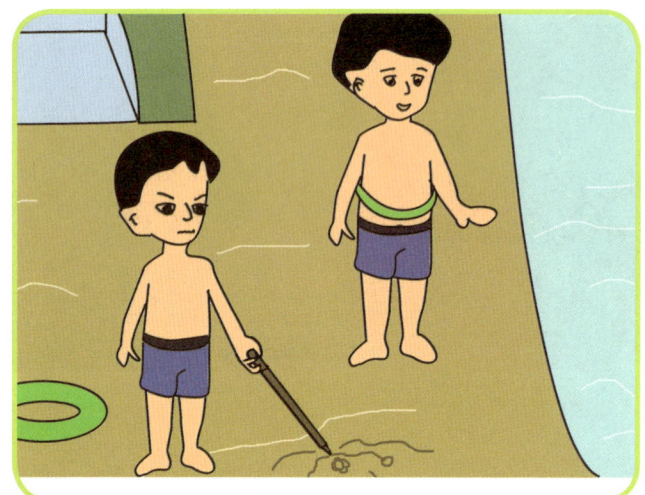

泛化为 在幼儿园玩涂鸦

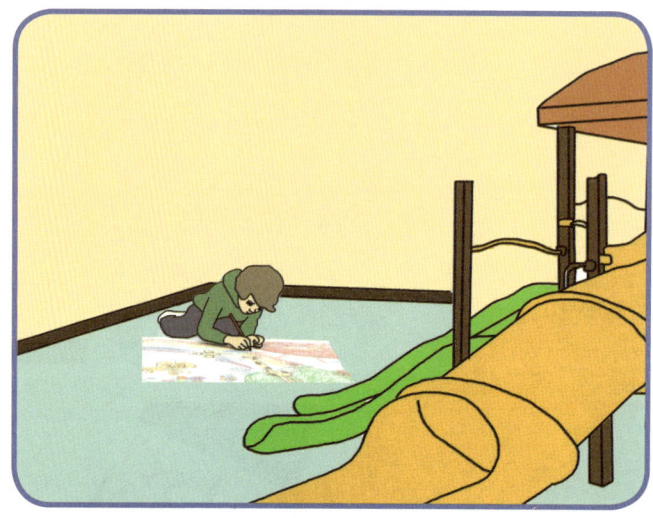

泛化为 在客厅玩涂鸦

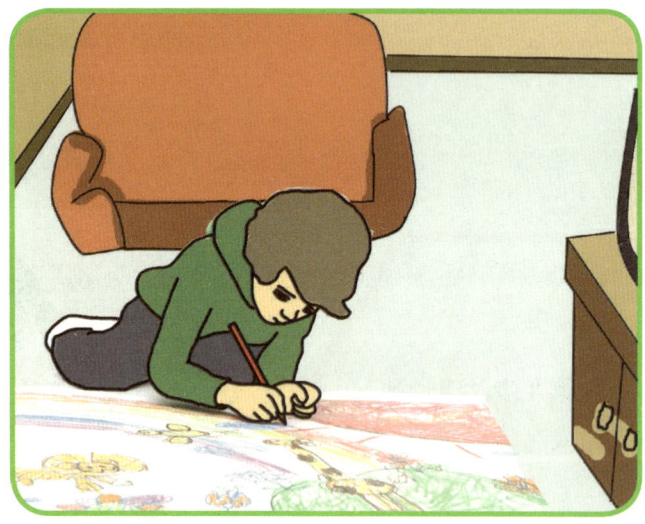

泛化为 在教室玩涂鸦

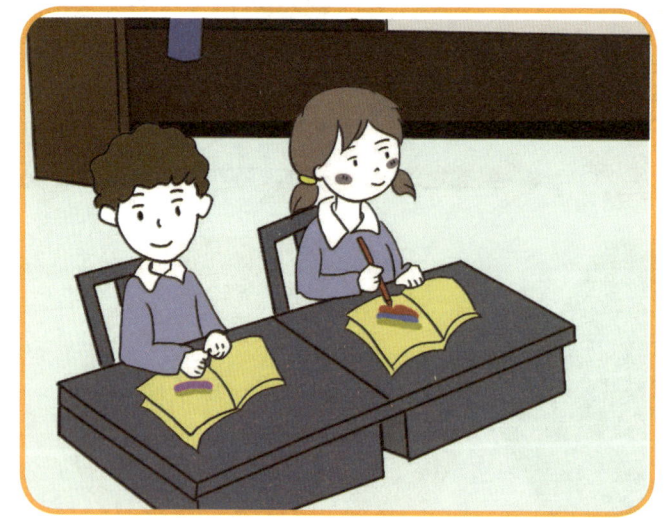

第三章
模仿技能初级训练项目

06 口部动作模仿

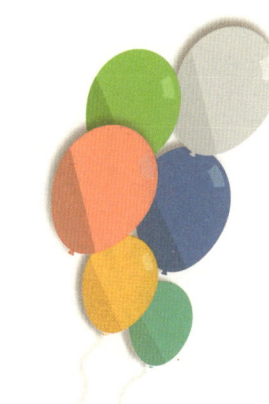

该技能的训练目的是，患者可以模仿口部动作。通过该技能的训练，患者应该能达到这样一种水平，即：对患者说"这么做"，然后做某种口部动作，患者能够进行该动作的模仿。需要注意的是，这项任务的目的是模仿，而非言语理解。因此，对所有的目标使用相同的指令，例如："这么做"，随后做一个动作展示。不要将指令更改为"张开嘴"或者"吹泡泡"等，因为这些指令需要有高层次的语言理解能力。

扫描二维码，打印本技能训练配套表格

模仿技能训练项目指南

教学材料

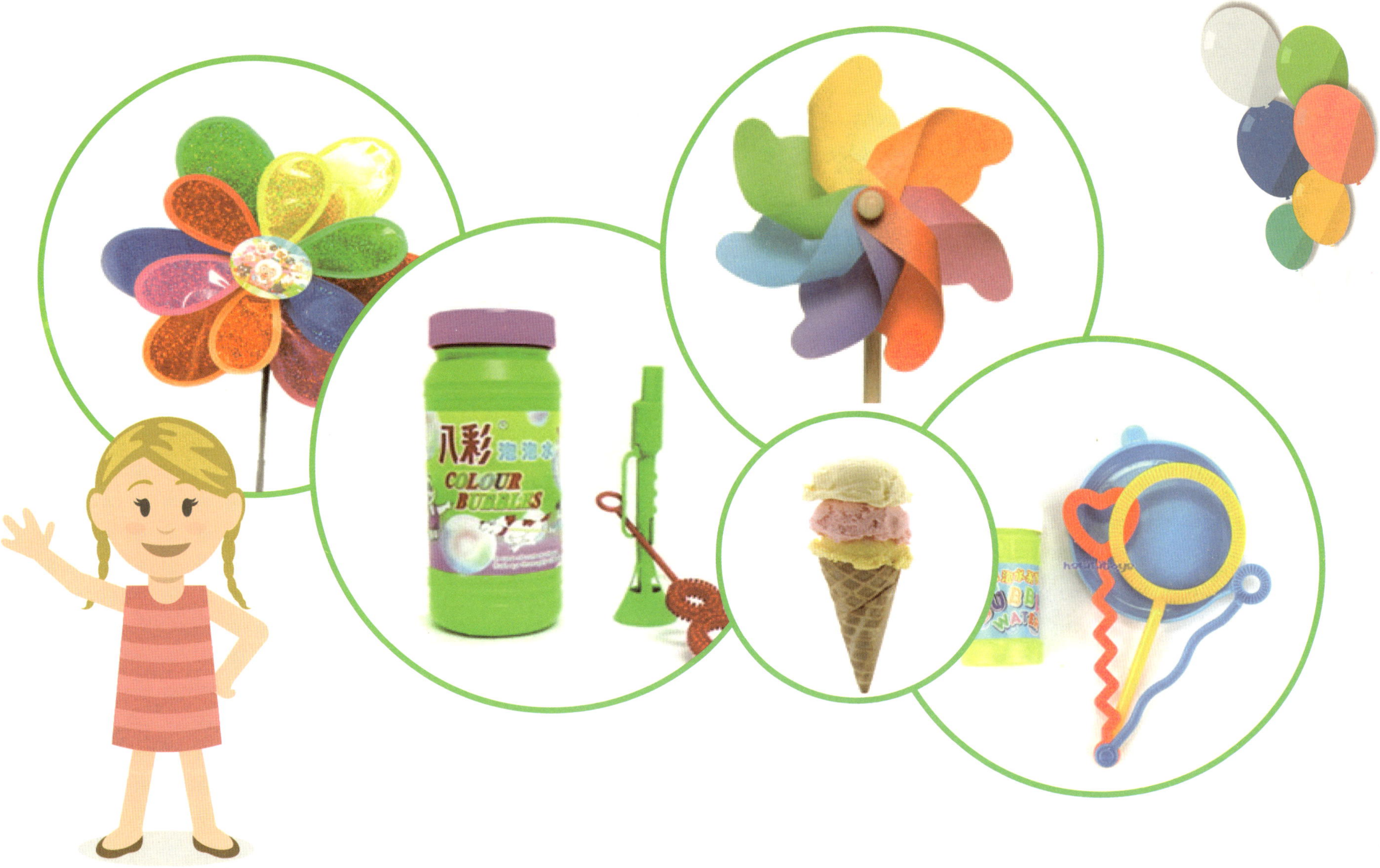

第三章 模仿技能初级训练项目

训练方法示例

示例 1

模仿张开嘴的动作。

小档案	
训练时长	
辅助情况	

示例 2

模仿伸舌头的动作。

小档案	
训练时长	
辅助情况	

TIPS：选择的目标行为必须在儿童可承受能力范围内。

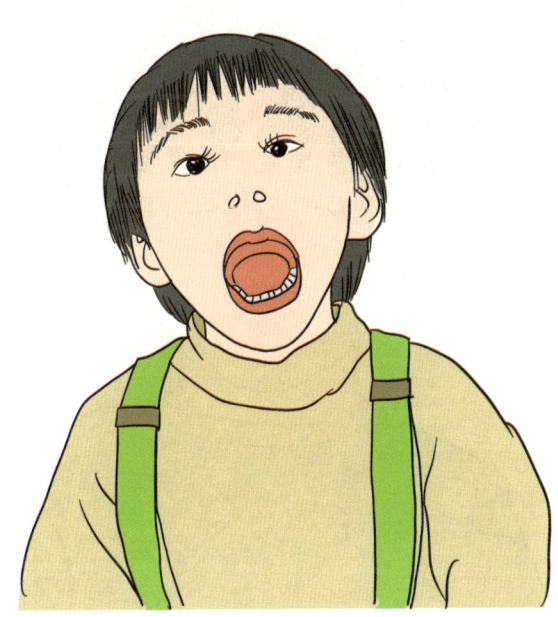

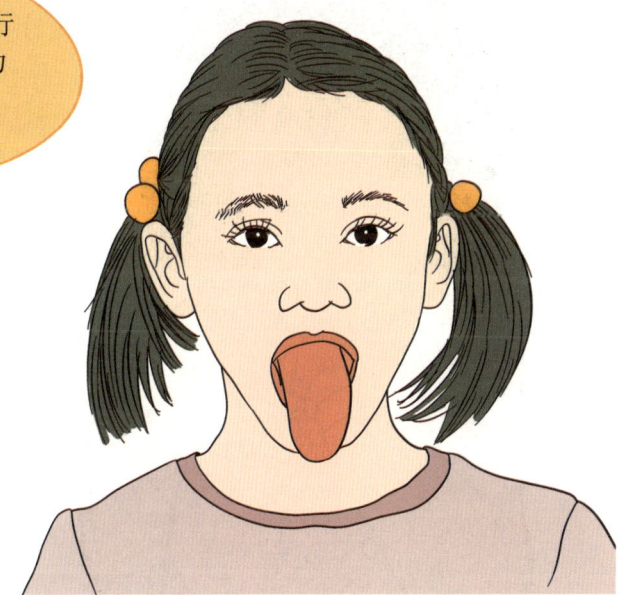

模仿技能训练项目指南

示例 3

模仿发出嘘声的动作。

小档案	
训练时长	
辅助情况	

训练方法示例

示例 4

模仿嘟嘟嘴的动作。

小档案	
训练时长	
辅助情况	

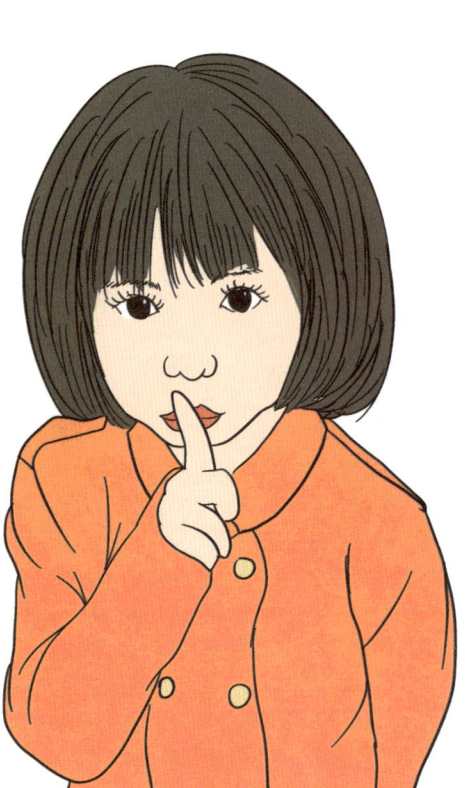
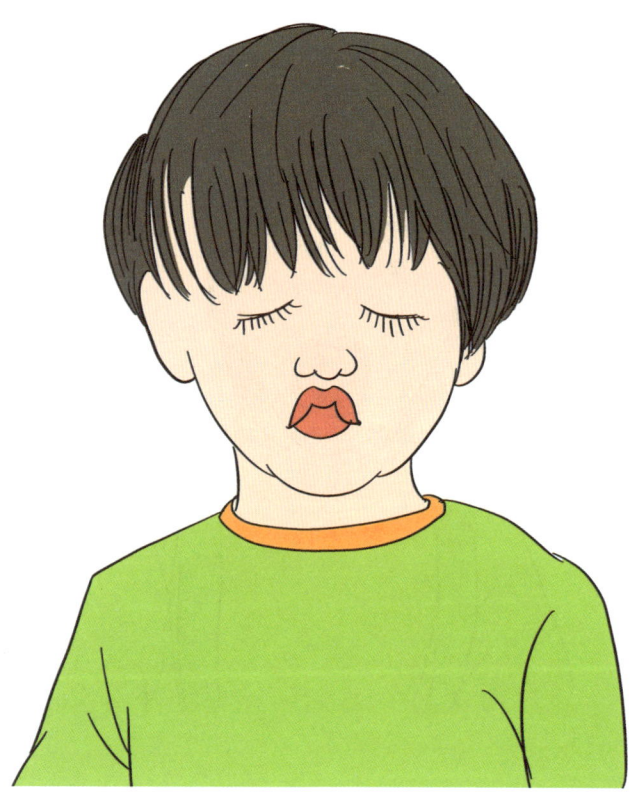

第三章
模仿技能初级训练项目

训练方法示例

示例 5

模仿吹风车的动作。

小档案	
训练时长	
辅助情况	

示例 6

模仿舔食物的动作。

小档案	
训练时长	
辅助情况	

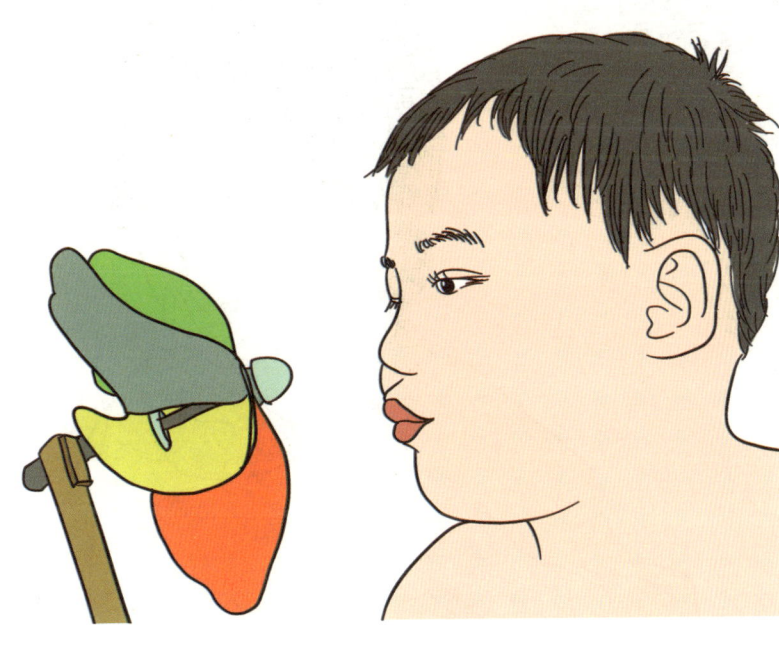

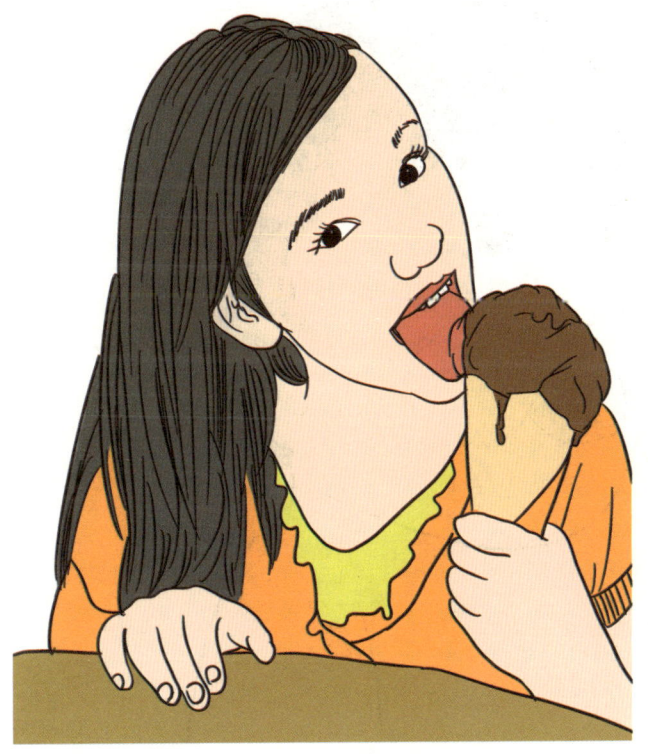

51

模仿技能训练项目指南

训练方法示例

示例 7

模仿舌头上翻的动作。

小档案	
训练时长	
辅助情况	

示例 8

模仿吹泡泡的动作。

小档案	
训练时长	
辅助情况	

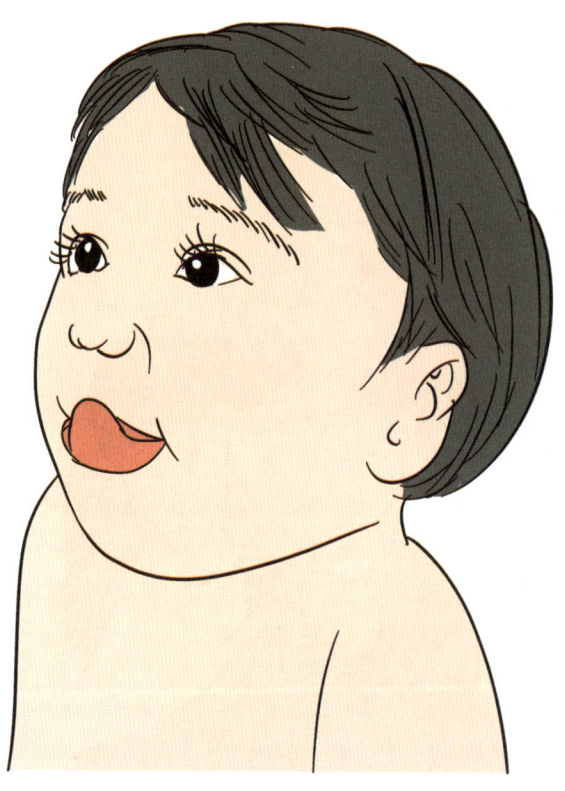

TIPS：你需要将物品直接在患者的面前或者眼前展示，以确保他们能关注到你在做什么。例如，如果吹泡泡，你需要用比较夸张的动作在患者眼前用拉长的吹泡泡的声音，张开和合上嘴，这样他们会被吸引到，进而去看你在做什么。

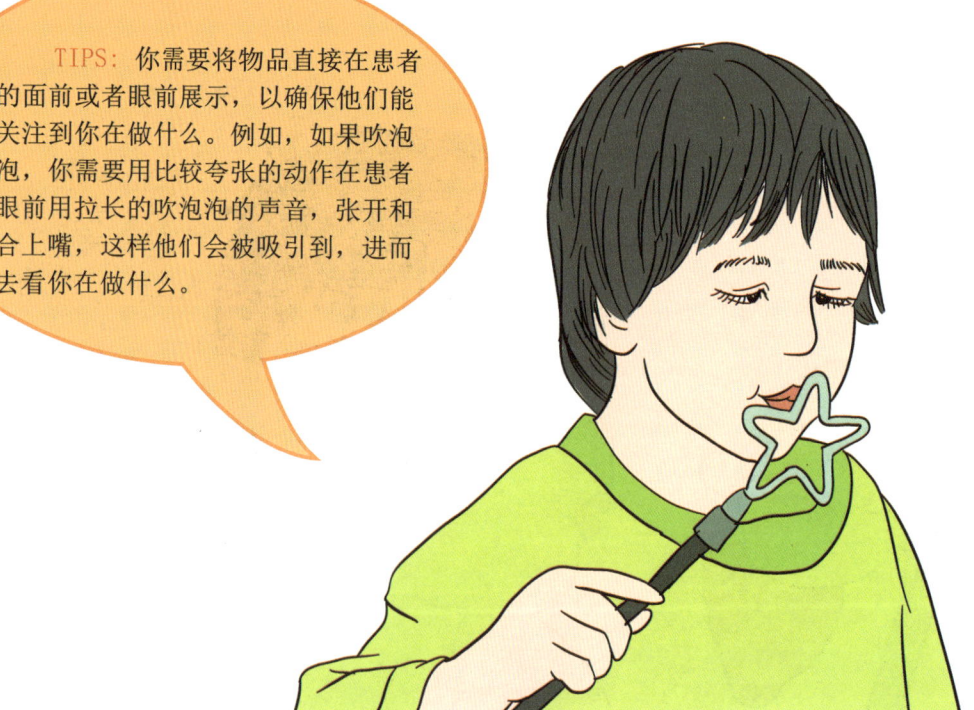

第三章
模仿技能初级训练项目

泛化到**教室**
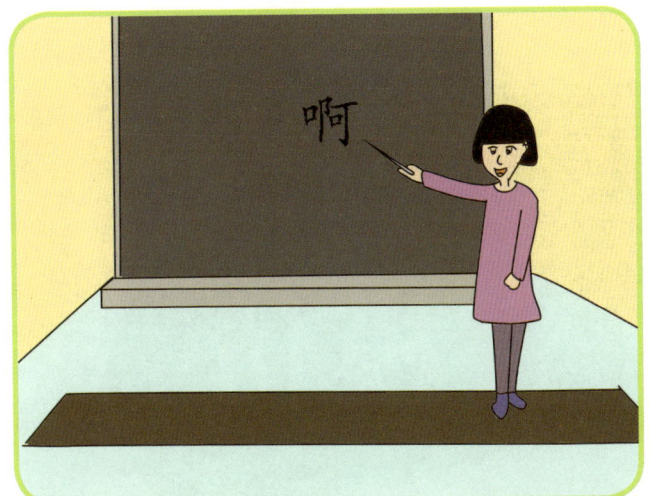

泛化到**游乐场**
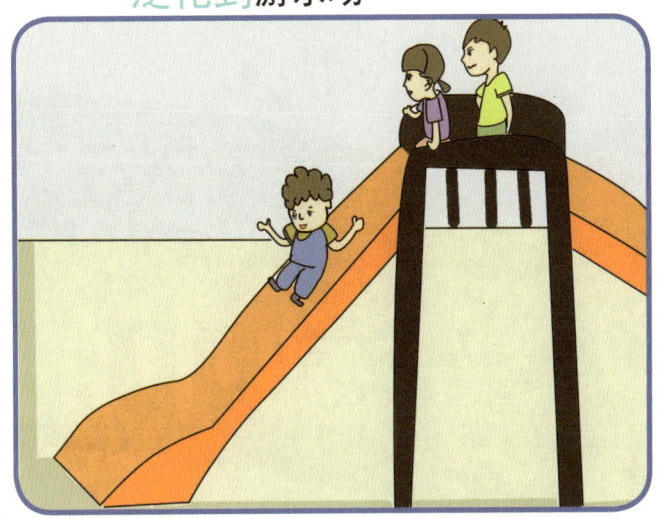

泛化到**客厅**
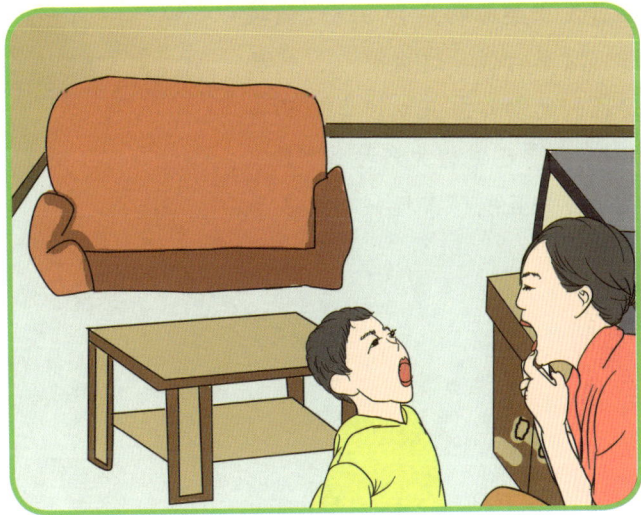

泛化到**室外**
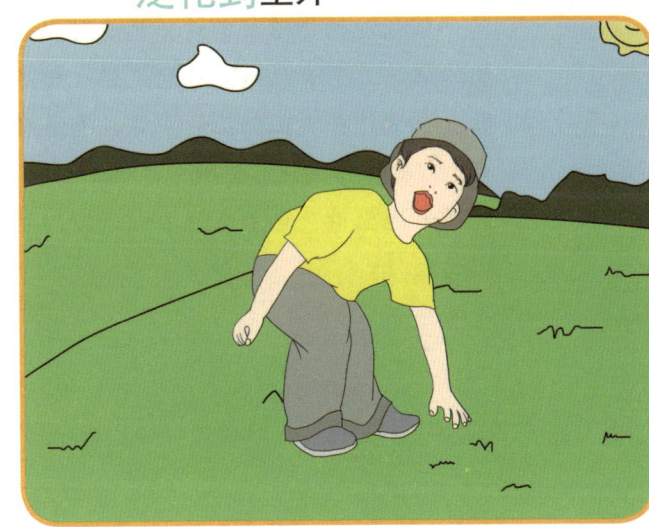

模仿技能训练项目指南

07 活动中的语言模仿

该技能的训练目的是，患者可以模仿活动并发出类似的声音。通过该技能的训练，患者应该能达到这样一种水平，即：对患者说"这么做"，然后做一个动作并发出相应的声音，患者能够模仿教师的动作，并发出类似的声音。需要注意的是，要确保进行这项任务训练时，患者已掌握先备技能，比如：能很好地坐着，患者有能力进行精细动作的模仿，并且能够掌握一个或多个模仿项目。

扫描二维码，打印本技能训练配套表格

第三章
模仿技能初级训练项目

教学材料

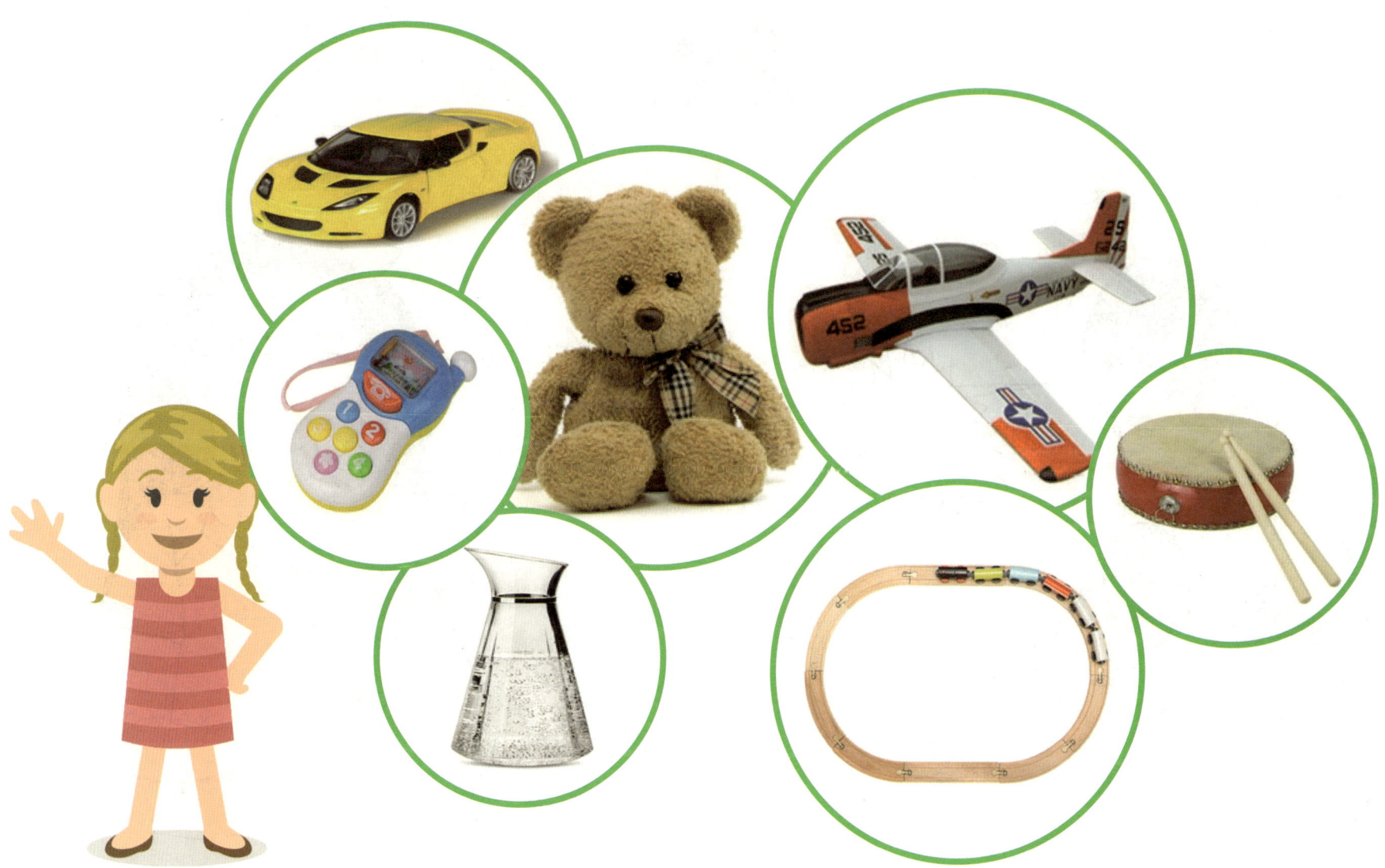

模仿技能训练项目指南

训练方法示例

示例 1

模仿在推玩具车的动作,并发出"嘀嘀嘀"的声音。

小档案	
训练时长	
辅助情况	

示例 2

模仿让玩具熊跳的动作,并发出"跳跳跳"的声音。

小档案	
训练时长	
辅助情况	

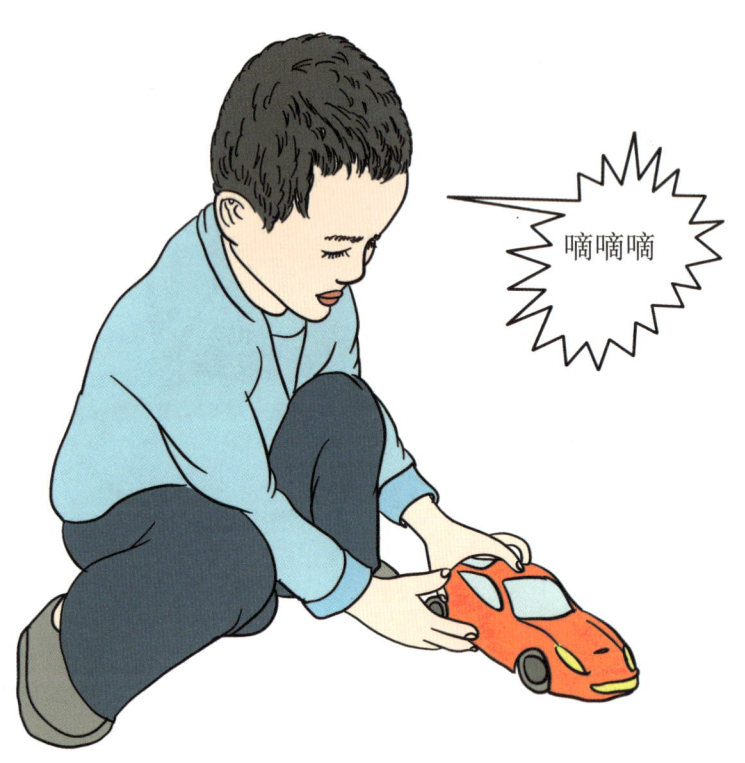

嘀嘀嘀

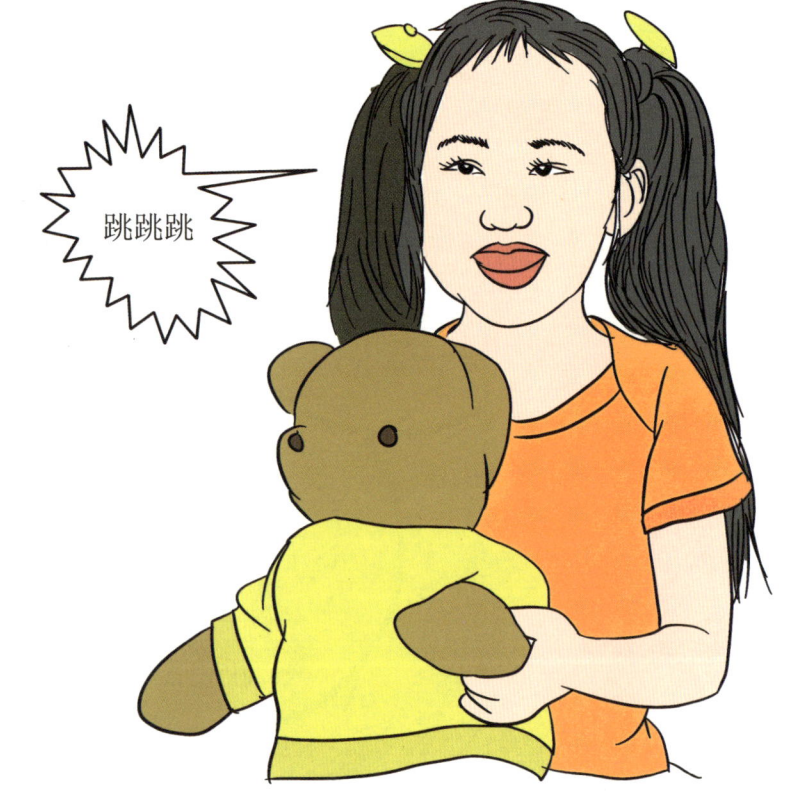

跳跳跳

第三章
模仿技能初级训练项目

训练方法示例

示例 3

模仿让玩具飞机飞的动作,并发出"飞飞飞"的声音。

小档案	
训练时长	
辅助情况	

示例 4

模仿倒水的动作,并发出"哗哗哗"的声音。

小档案	
训练时长	
辅助情况	

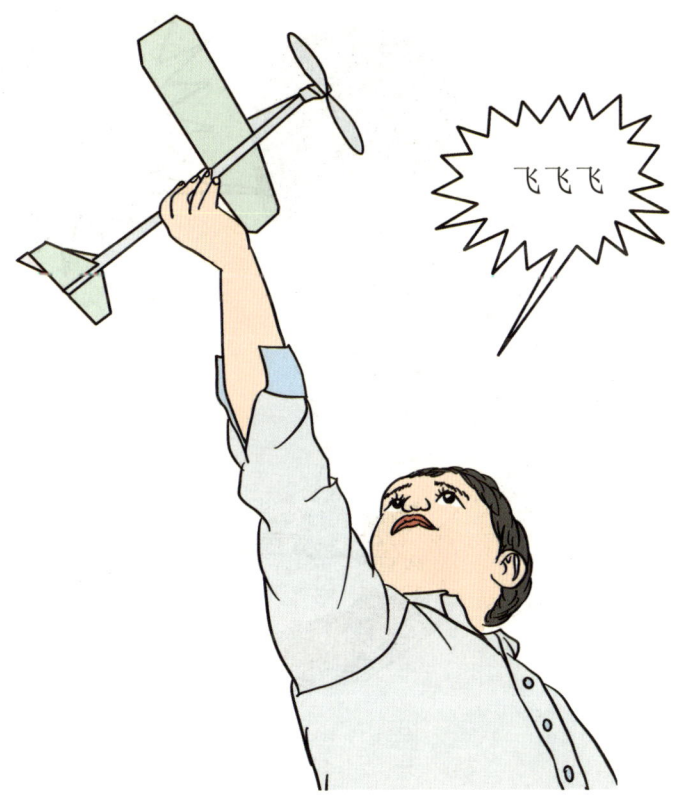

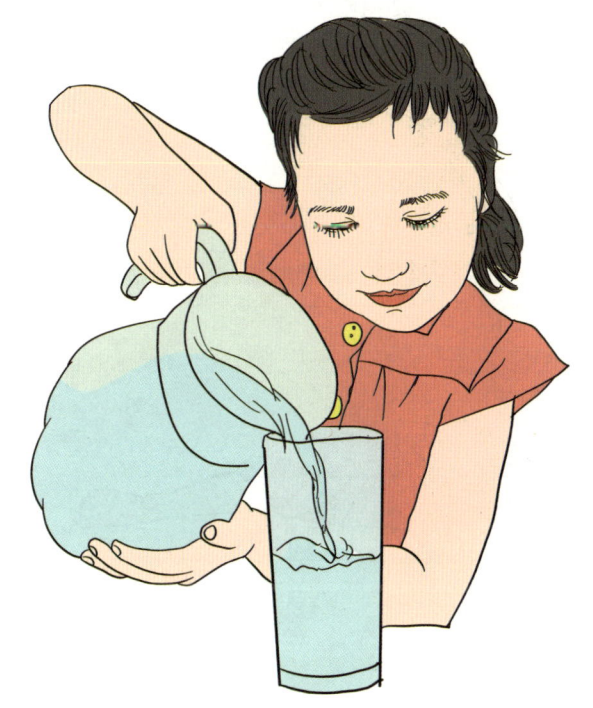

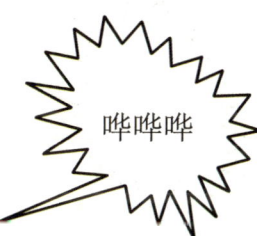

57

 模仿技能训练项目指南

示例 5

模仿跳舞的动作,并发出"啦啦啦"的声音。

小档案	
训练时长	
辅助情况	

 训练方法示例

示例 6

模仿在推玩具火车的动作,并发出"轰隆轰隆"的声音。

小档案	
训练时长	
辅助情况	

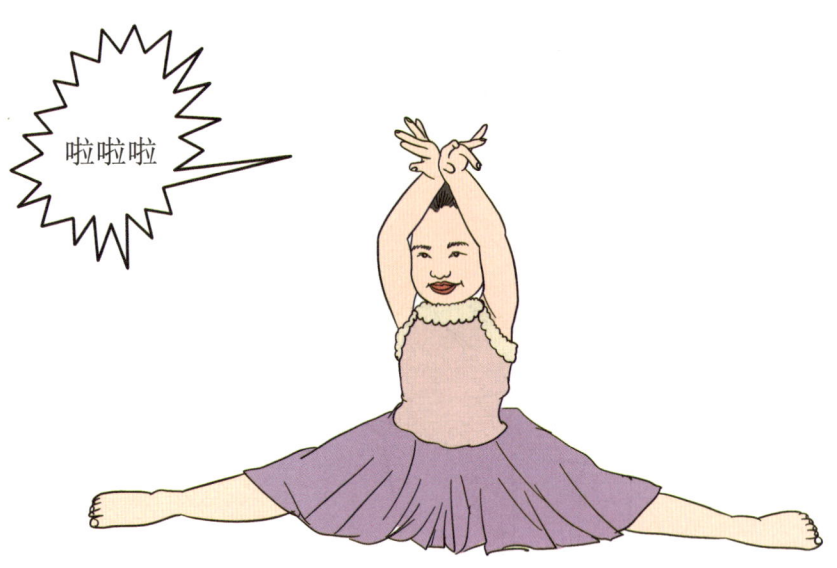

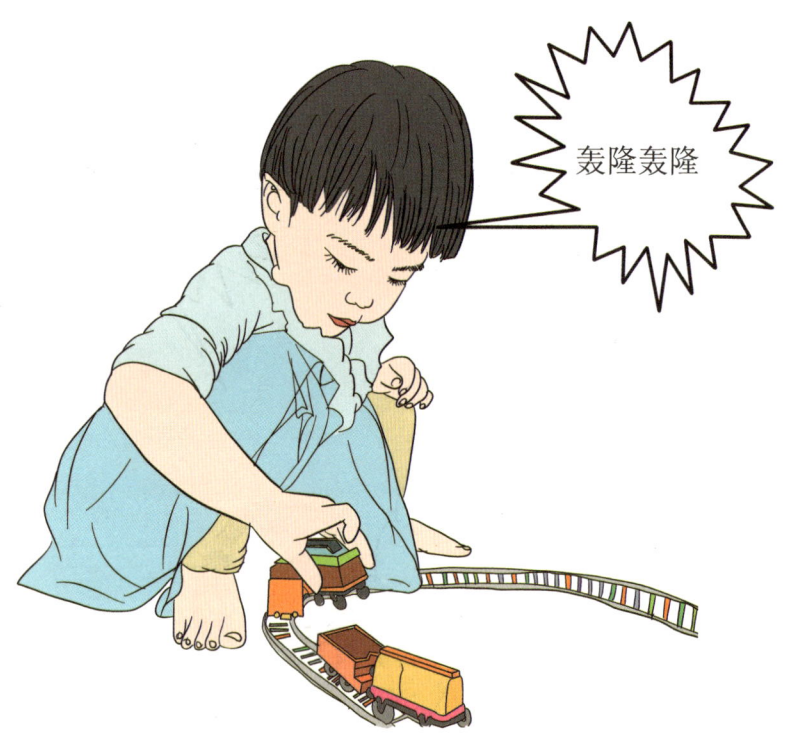

第三章
模仿技能初级训练项目

训练方法示例

示例 7

模仿敲鼓动作，并发出"咚咚咚"的声音。

小档案	
训练时长	
辅助情况	

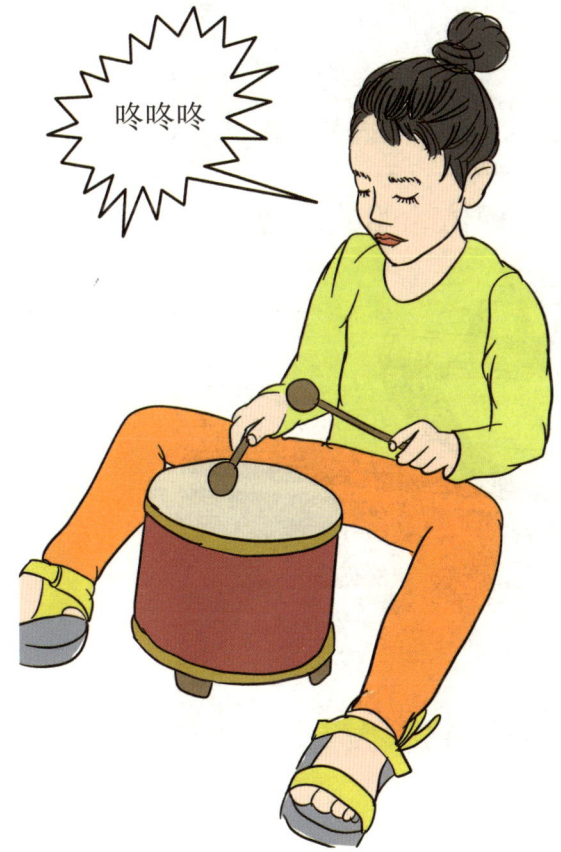

示例 8

模仿接电话的动作，并发出"喂喂喂"的声音。

小档案	
训练时长	
辅助情况	

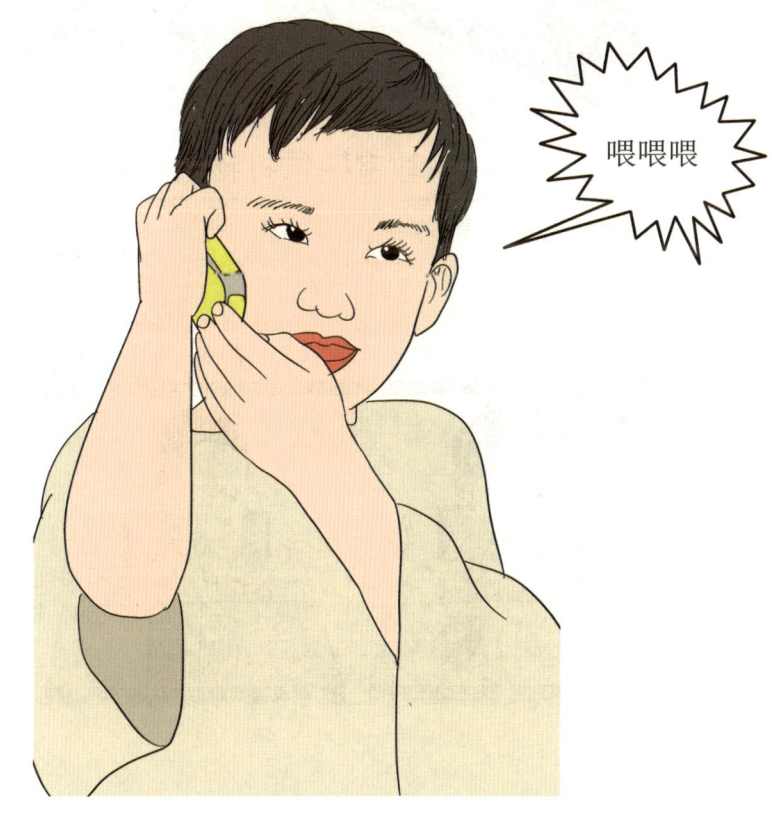

泛化到火车站模仿火车声音

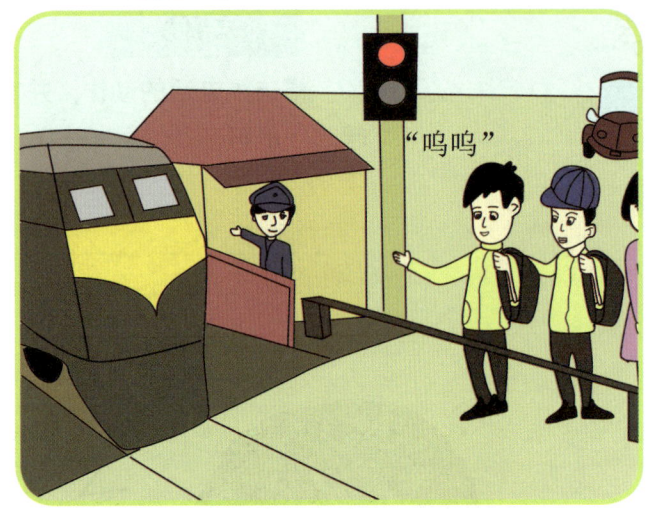

泛化到动物园模仿动物的声音

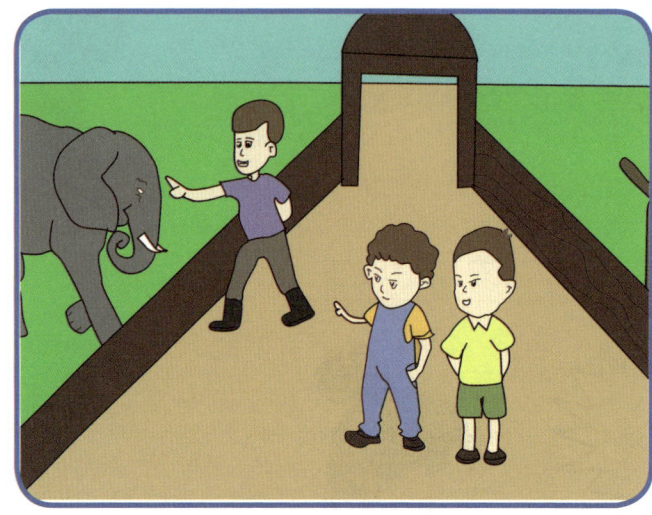

泛化到教室模仿打铃的声音

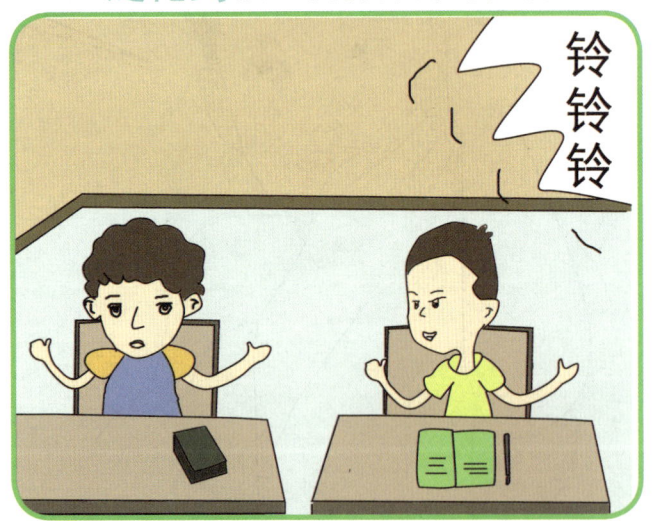

泛化到码头模仿轮船的声音

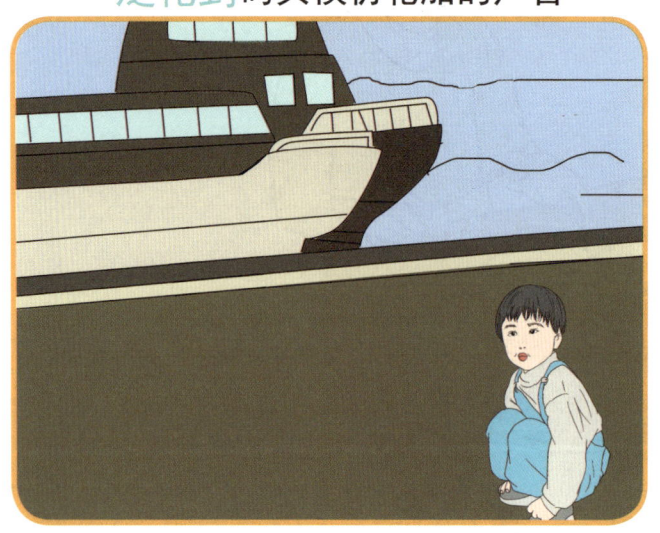

第四章

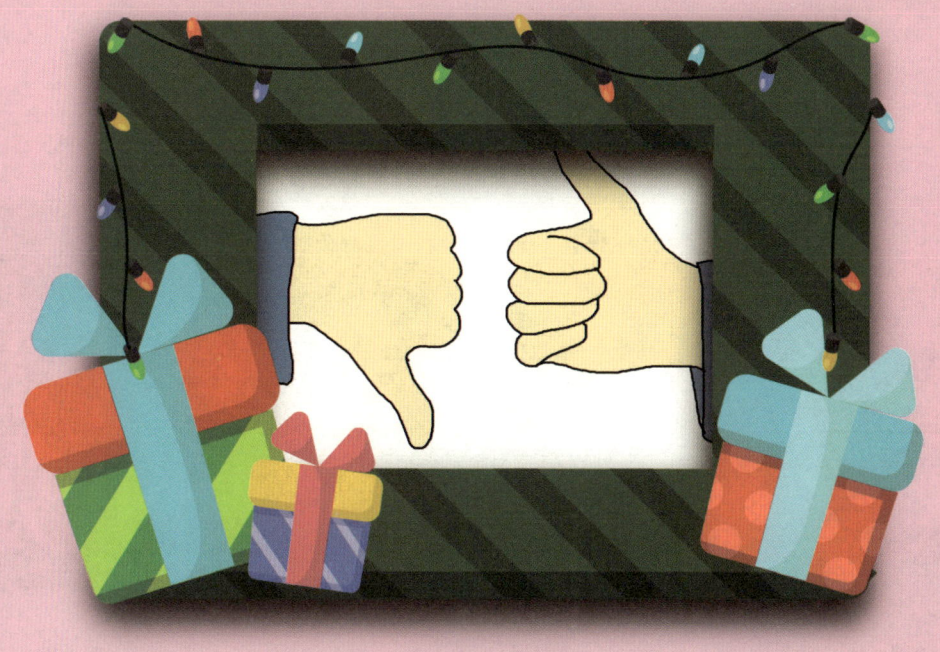

模仿技能中级训练项目

模仿技能训练项目指南

01 复杂手部动作的模仿

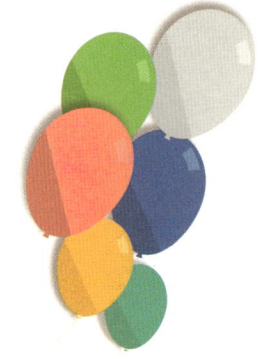

该技能的训练目的是，患者可以模仿复杂的手部动作。通过该技能的训练，患者应该能达到这样一种水平，即：对患者说"这么做"，然后做一个复杂的手部动作，患者能够模仿教师的动作。需要注意的是，要确保进行这项任务训练时，患者已掌握先备技能，比如：患者有能力进行精细动作的模仿，并且能够掌握一个或多个模仿项目。

第四章
模仿技能中级训练项目

教学材料

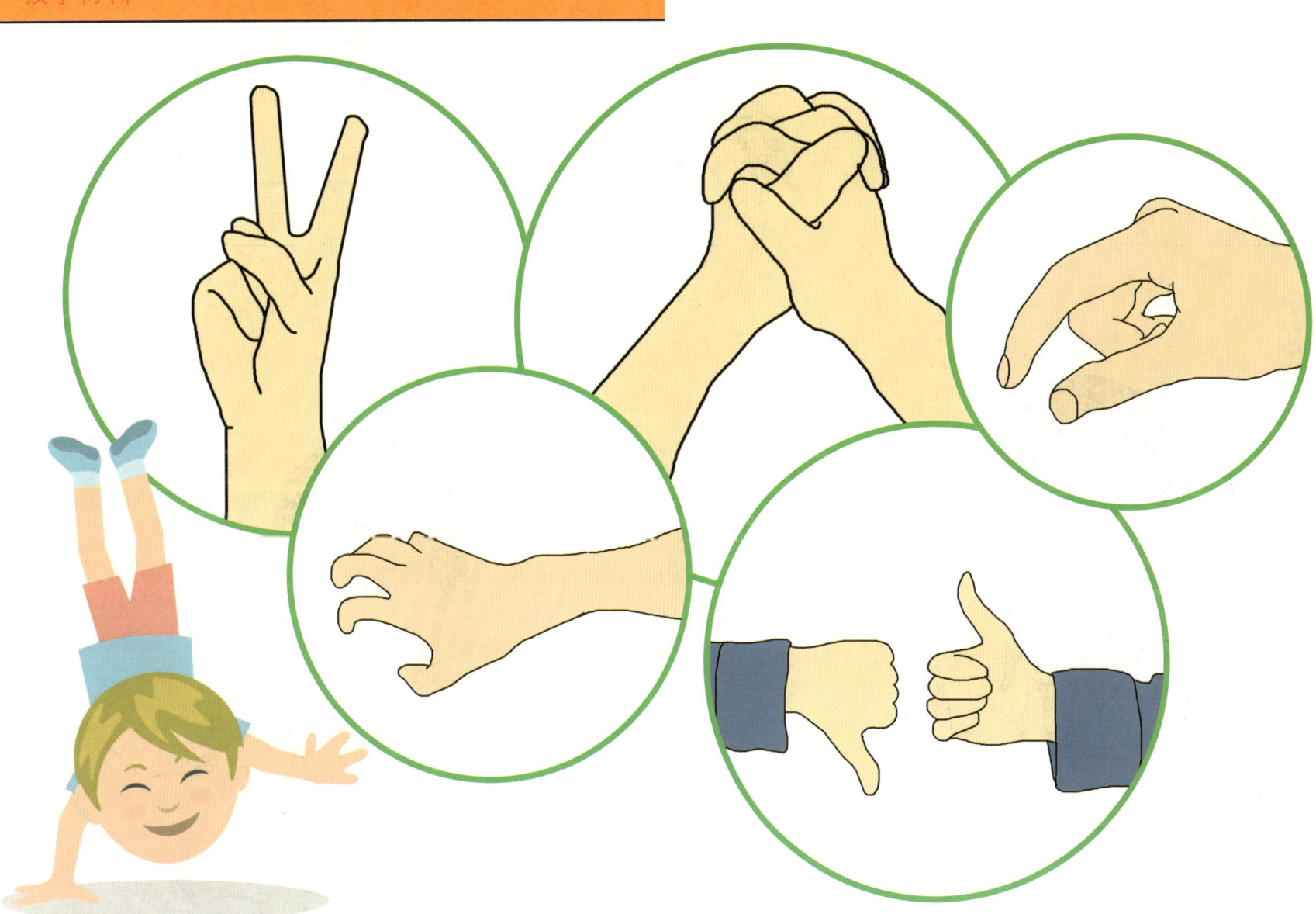

模仿技能训练项目指南

训练方法示例

示例 1

一边说"这么做",一边做出 OK 的手势。

小档案	
训练时长	
辅助情况	

示例 2

一边说"这么做",一边竖起大拇指。

小档案	
训练时长	
辅助情况	

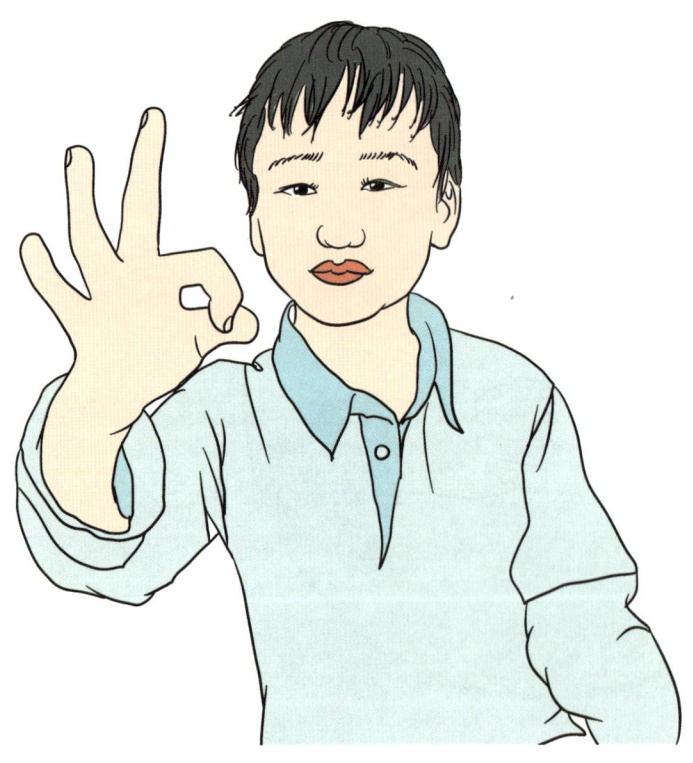

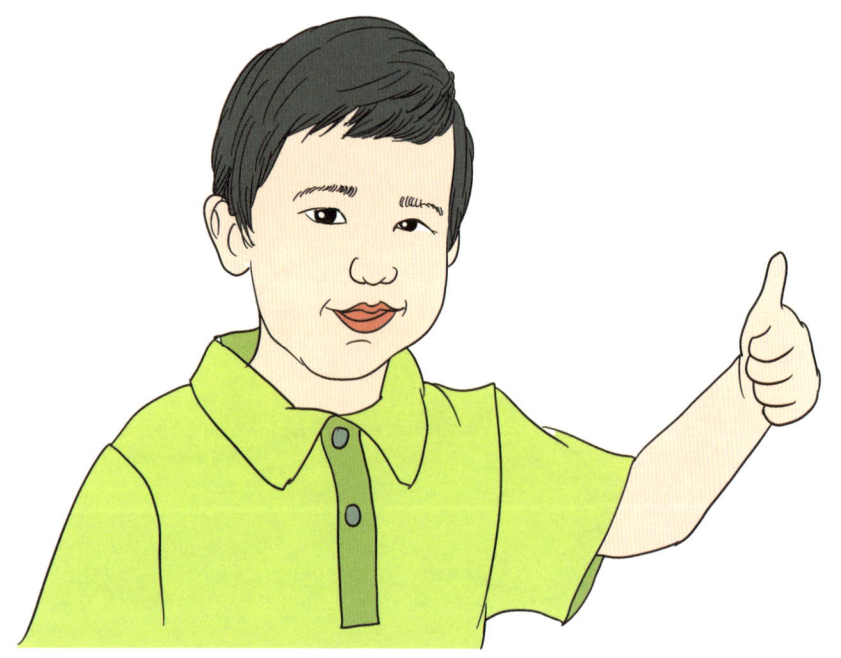

第四章
模仿技能中级训练项目

训练方法
示例

示例 3

一边说"这么做",一边做出蝴蝶的手势。

小档案	
训练时长	
辅助情况	

示例 4

一边说"这么做",一边做出双手合十祈祷的手势。

小档案	
训练时长	
辅助情况	

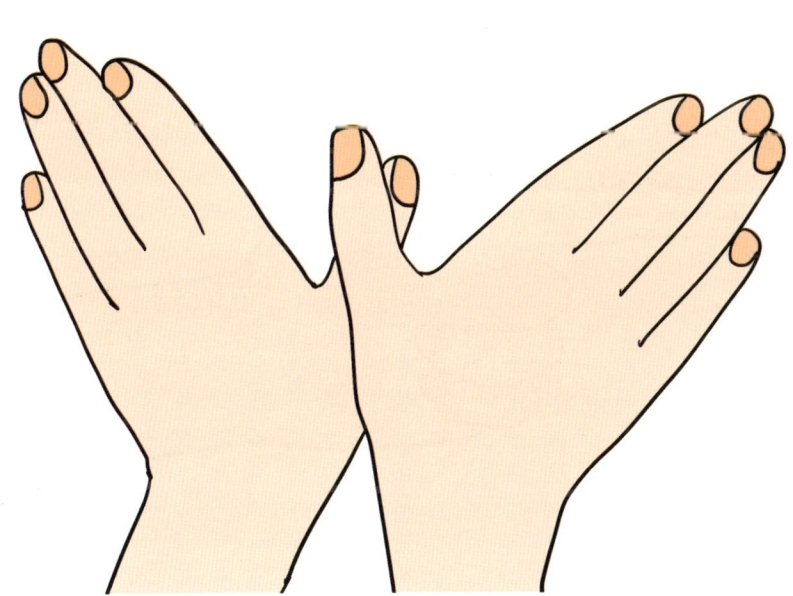

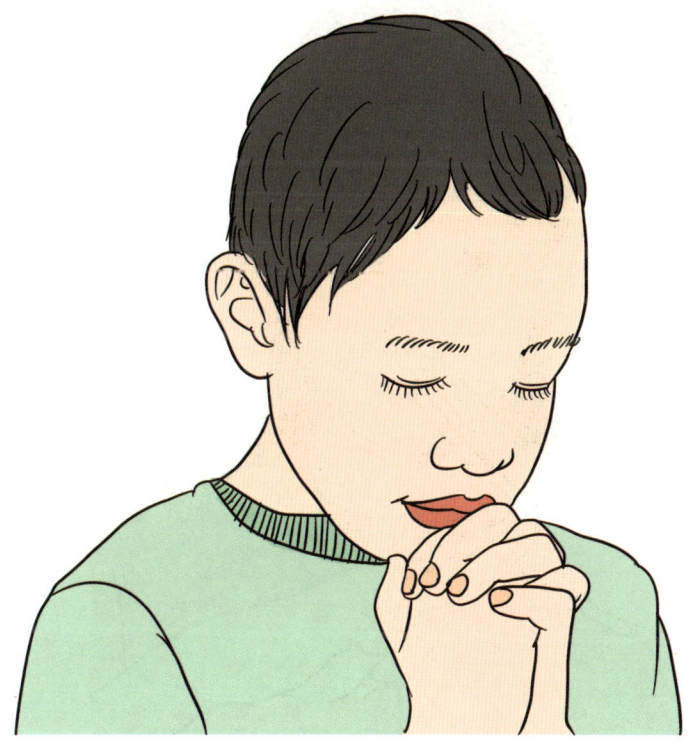

65

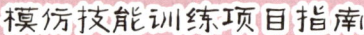

示例 5

一边说"这么做",一边做出停止手势。

小档案	
训练时长	
辅助情况	

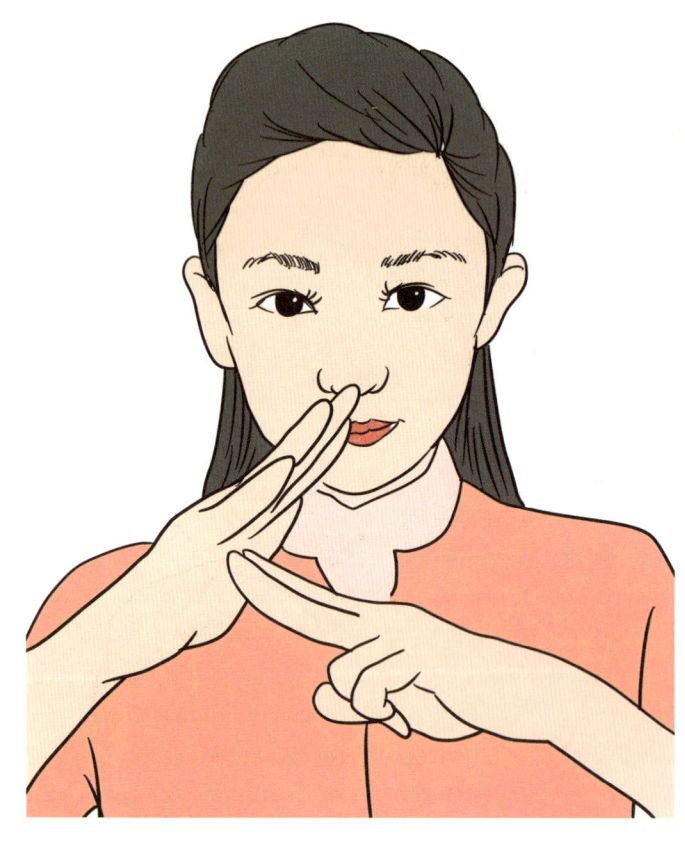

示例 6

一边说"这么做",一边做出手枪的手势。

小档案	
训练时长	
辅助情况	

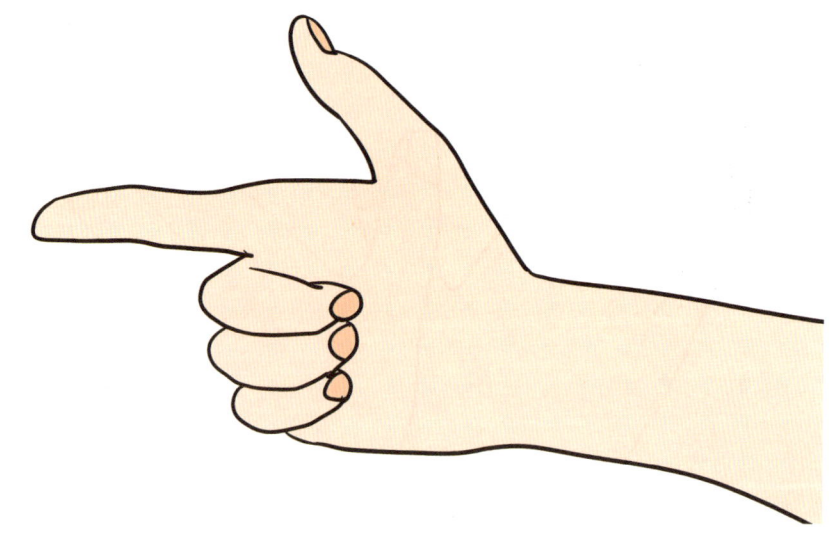

第四章 模仿技能中级训练项目

训练方法示例

示例 7

一边说"这么做",一边用食指触摸另一只手的 5 个指头。

小档案	
训练时长	
辅助情况	

示例 8

一边说"这么做",一边做出指尖对指尖的手势。

小档案	
训练时长	
辅助情况	

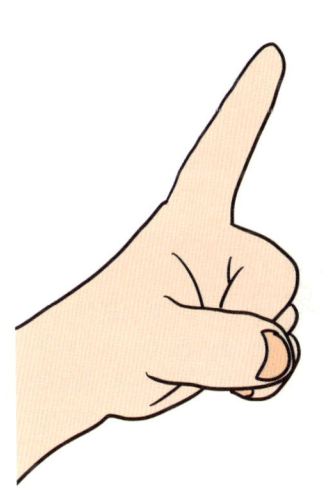
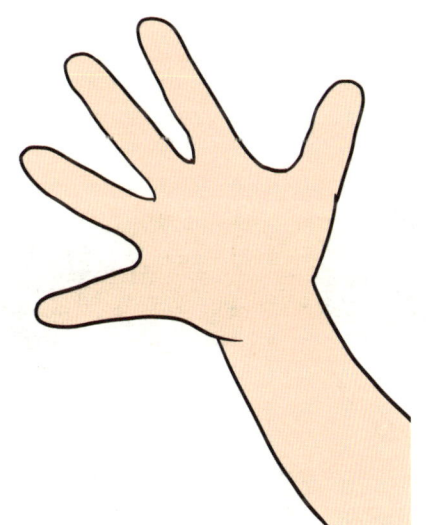
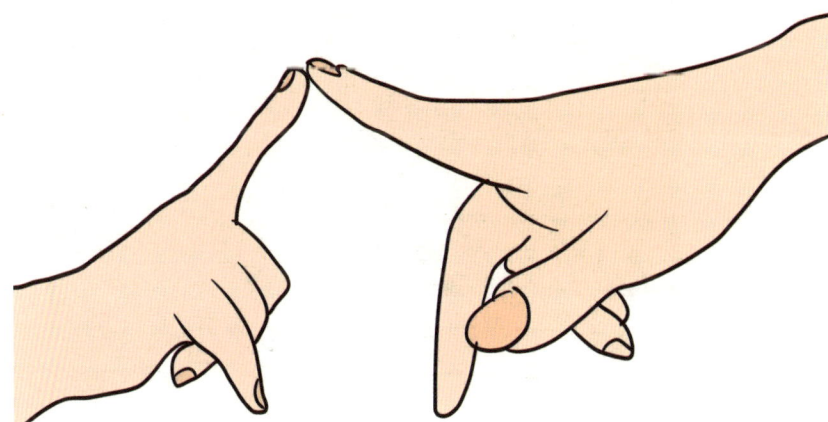

67

泛化到**教室**

泛化到**卧室**

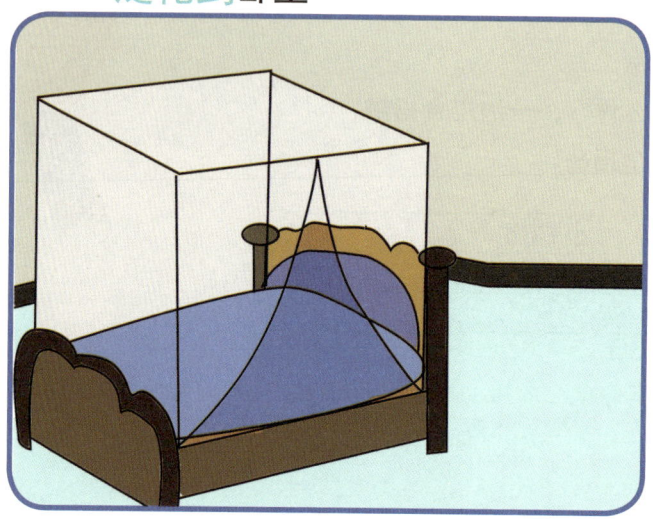

泛化到**客厅**

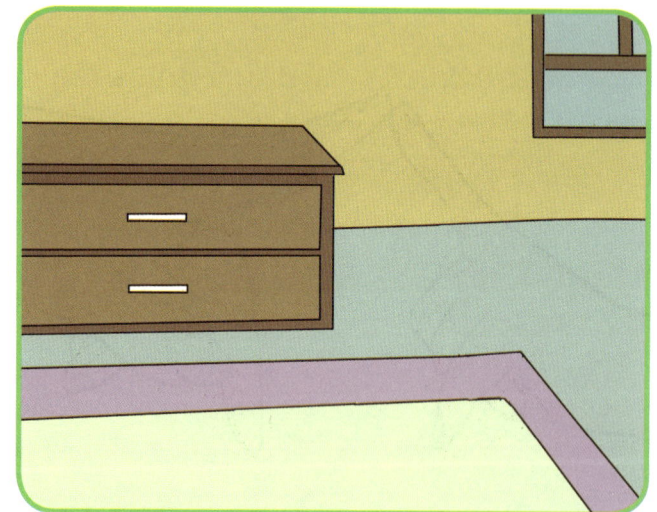

泛化到**室外**

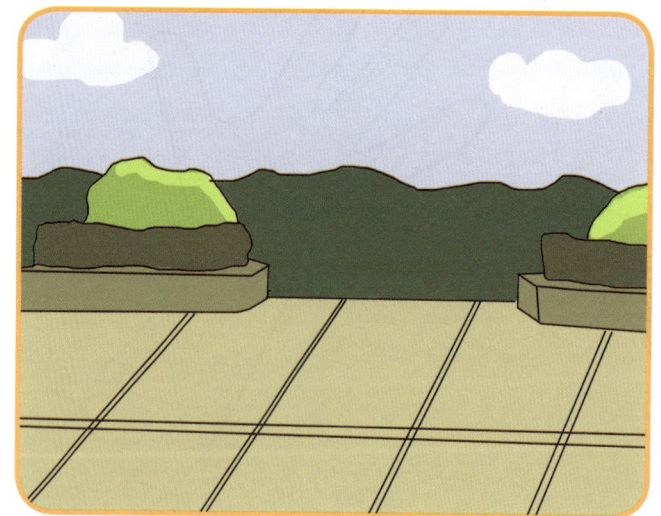

02 复杂的物品操作类精细动作模仿

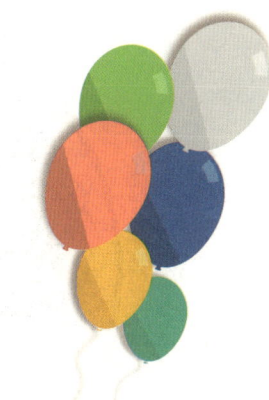

该技能的训练目的是，患者可以模仿复杂的精细动作。通过该技能的训练，患者应该能达到这样一种水平，即：对患者说"这么做"，然后利用物品做一个复杂的精细动作，患者能够模仿教师的动作。需要注意的是，要确保进行这项任务训练时，患者已掌握先备技能，比如：患者有能力进行精细动作的模仿，并且能够掌握一个或多个模仿项目。

扫描二维码，打印本技能训练配套表格

模仿技能训练项目指南

教学材料

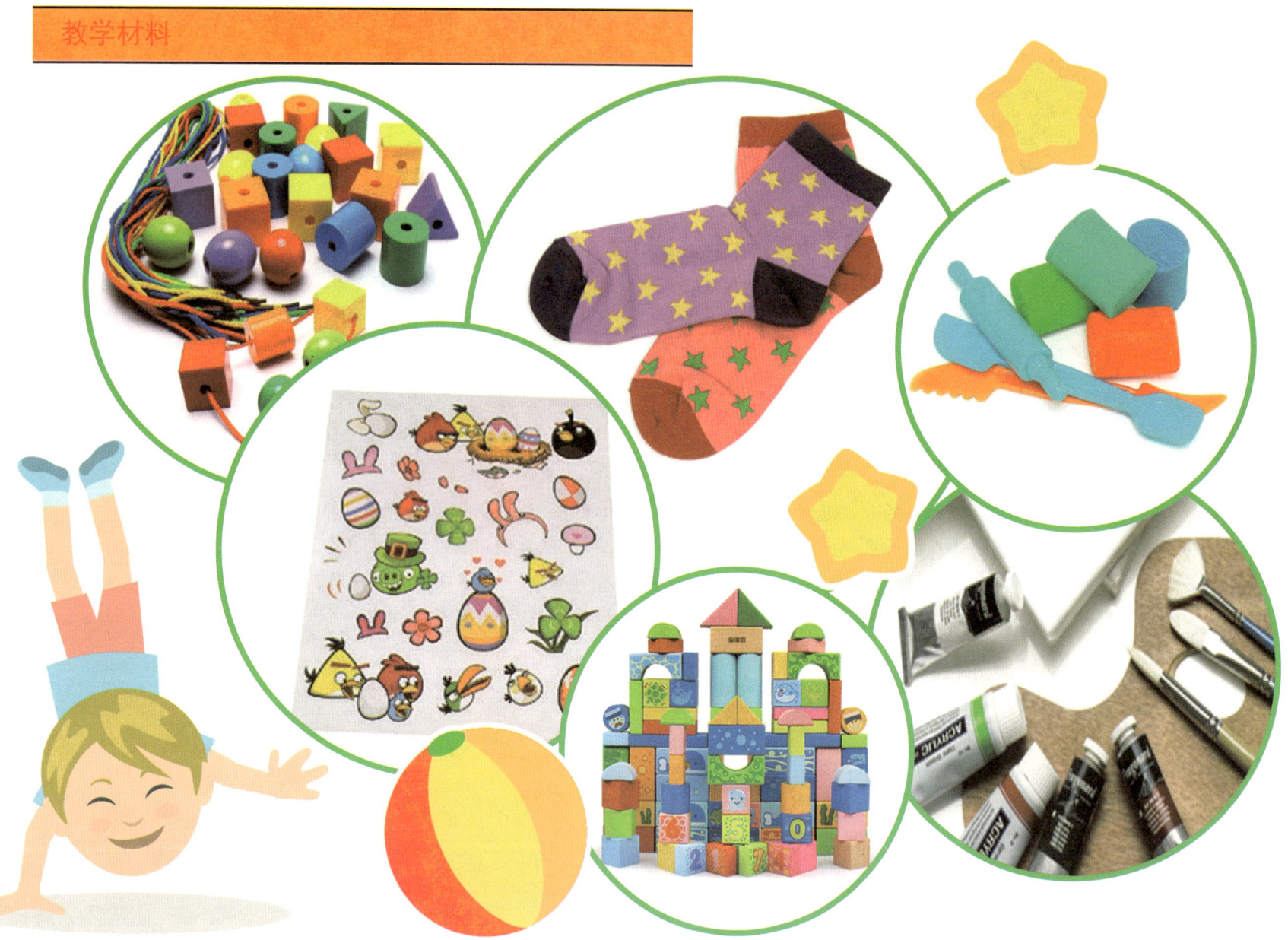

第四章
模仿技能中级训练项目

训练方法示例

示例1

一边说"这么做",一边穿起一串珠子。

小档案	
训练时长	
辅助情况	

示例2

一边说"这么做",一边用积木堆出一个图形。

小档案	
训练时长	
辅助情况	

TIPS:尽量选用患者在家庭中随处可见的物品,以减少家庭在教学材料上的花费。

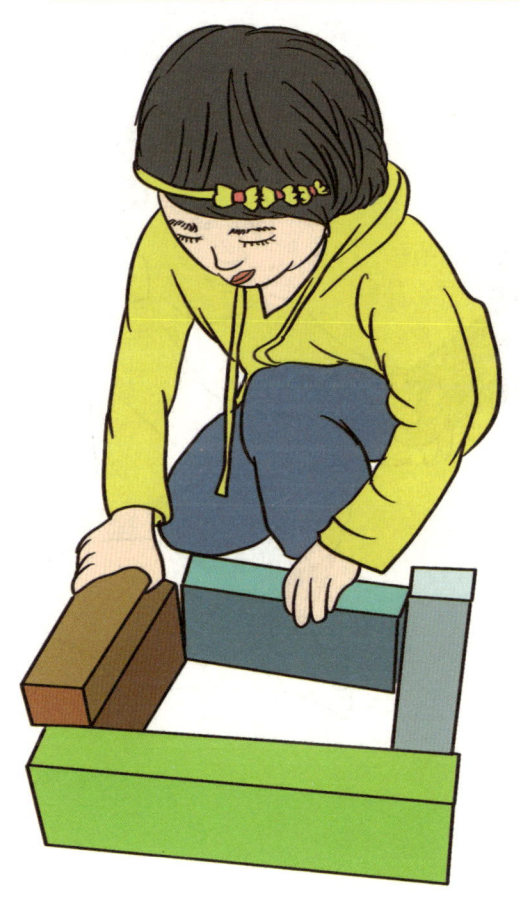

模仿技能训练项目指南

示例 3

一边说"这么做",一边穿袜子。

小档案	
训练时长	
辅助情况	

训练方法示例

示例 4

一边说"这么做",一边用橡皮泥捏小熊。

小档案	
训练时长	
辅助情况	

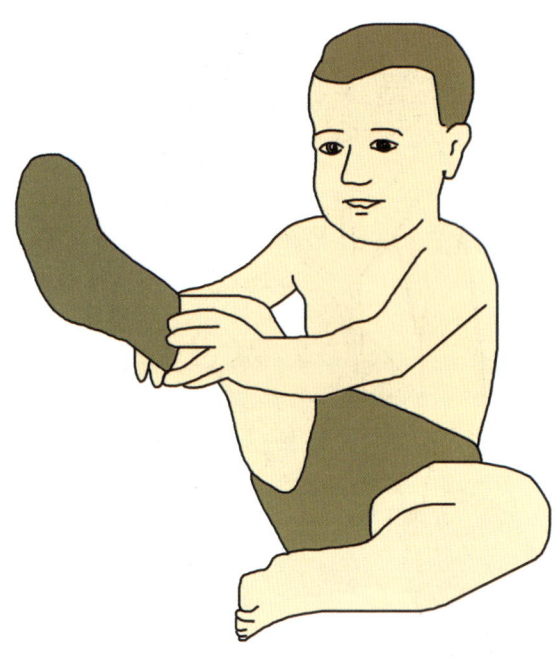

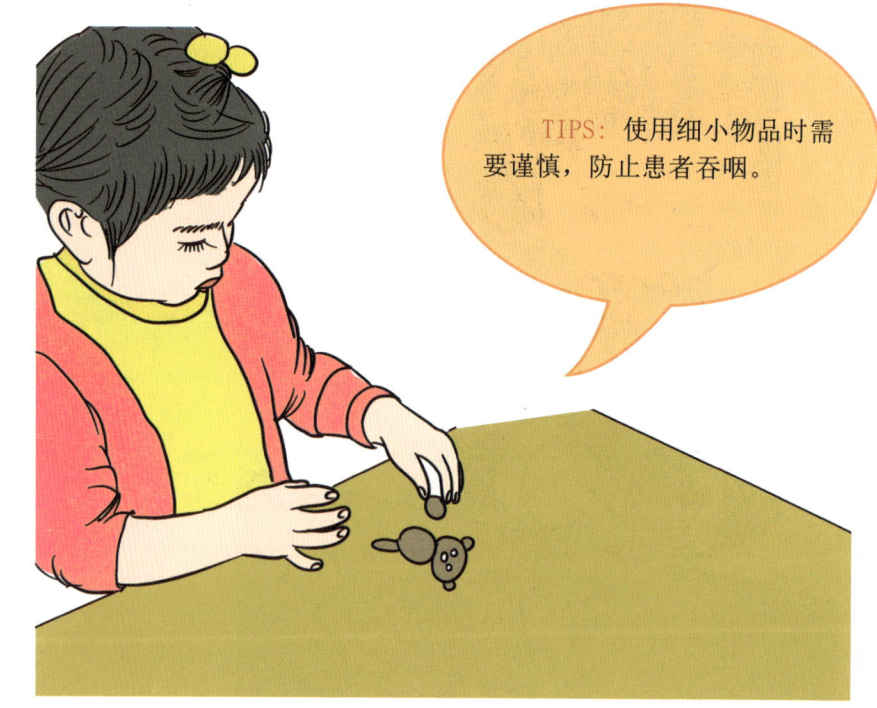

TIPS：使用细小物品时需要谨慎，防止患者吞咽。

第四章
模仿技能中级训练项目

训练方法示例

示例 5

一边说"这么做",一边在贴纸书上贴贴纸。

小档案	
训练时长	
辅助情况	

示例 6

一边说"这么做",一边画一幅画。

小档案	
训练时长	
辅助情况	

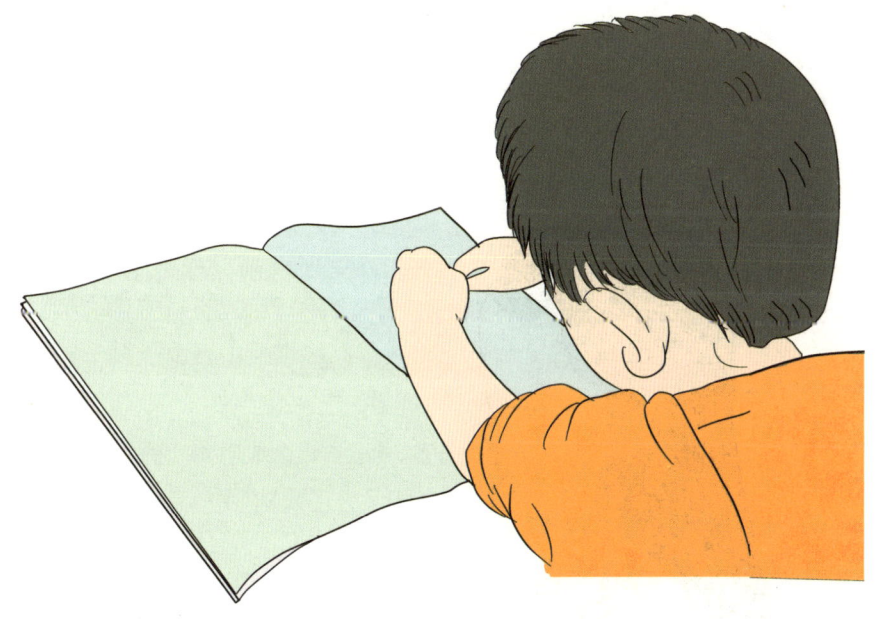

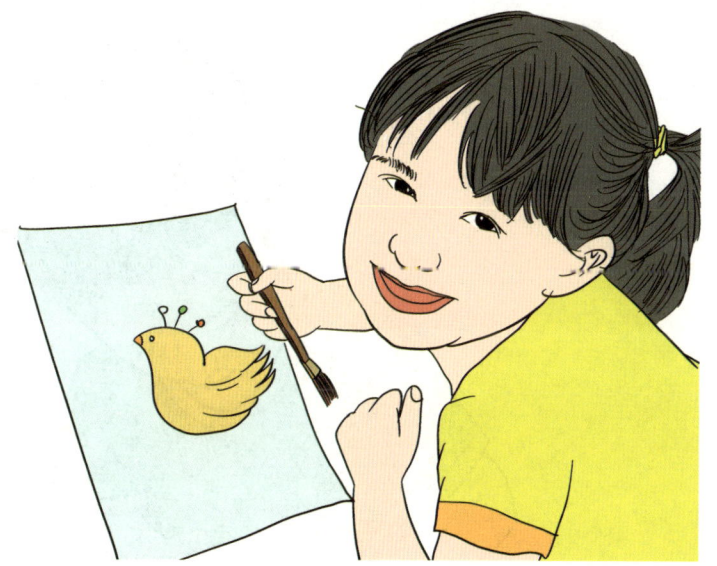

73

模仿技能训练项目指南

 训练方法示例

示例 7

一边说"这么做",一边用筷子夹珠子。

小档案	
训练时长	
辅助情况	

示例 8

一边说"这么做",一边剪出一个形状。

小档案	
训练时长	
辅助情况	

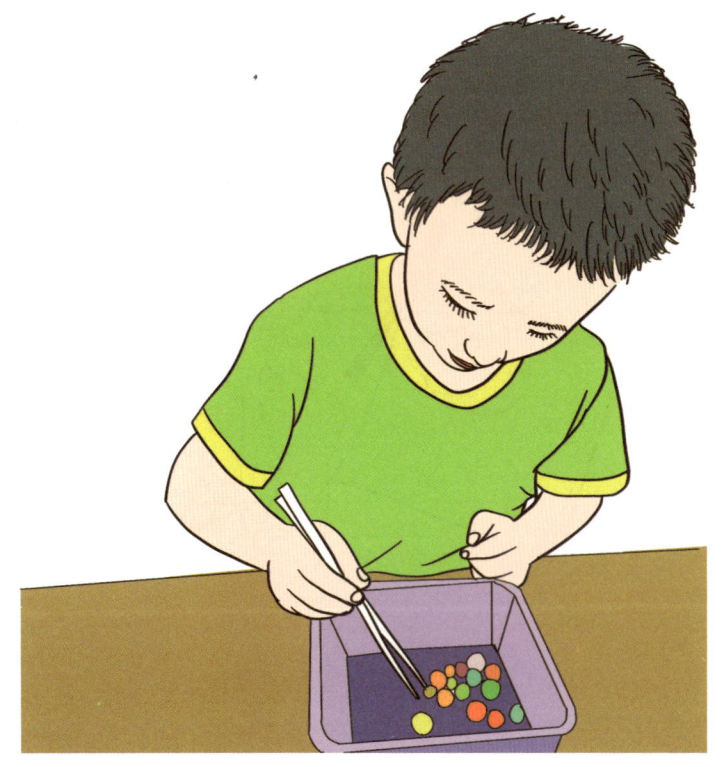

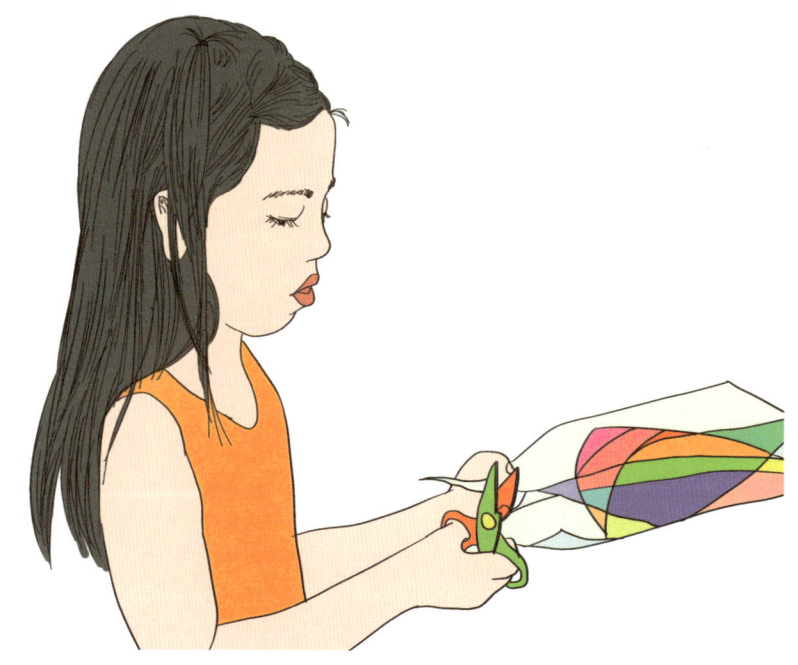

第四章
模仿技能中级训练项目

泛化到**教室**

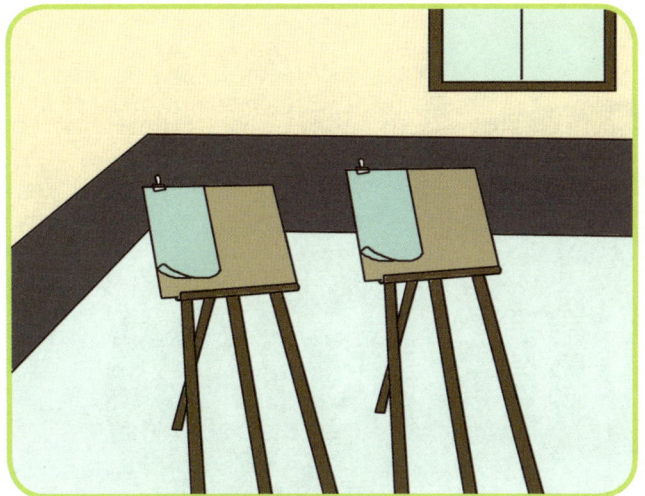

泛化到**卧室**

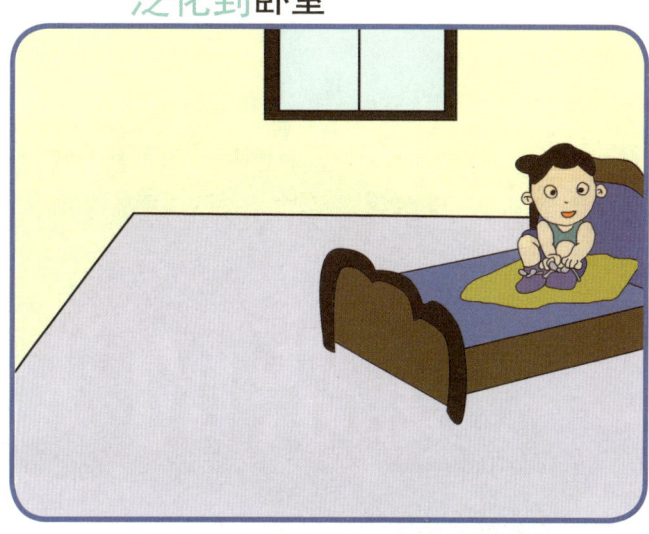

泛化到**客厅**

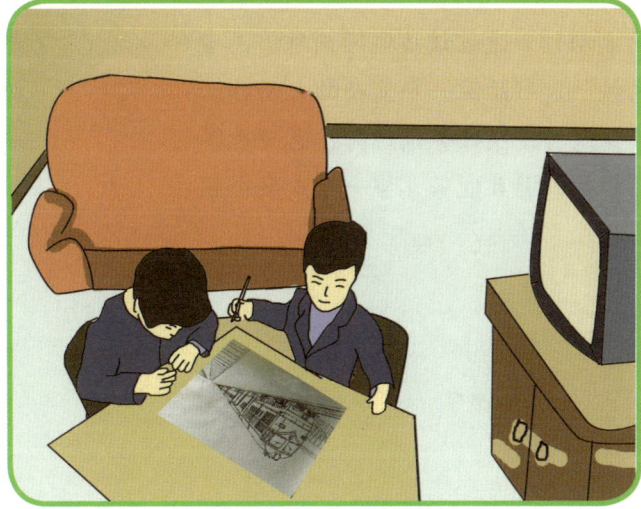

泛化到**室外**

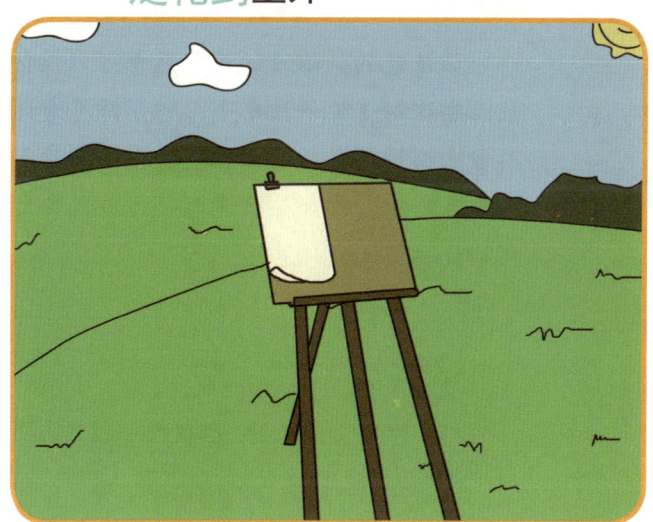

模仿技能训练项目指南

03 复杂的大动作模仿

该技能的训练目的是，患者可以模仿复杂的大动作。通过该技能的训练，患者应该能达到这样一种水平，即：对患者说"这么做"，然后做一个复杂的大动作，患者能够模仿教师的动作。需要注意的是，要确保进行这项任务训练时，患者已掌握先备技能，比如：患者有能力进行粗大动作的模仿，并且能够掌握一个或多个模仿项目。

扫描二维码，打印本技能训练配套表格

第四章
模仿技能中级训练项目

教学材料

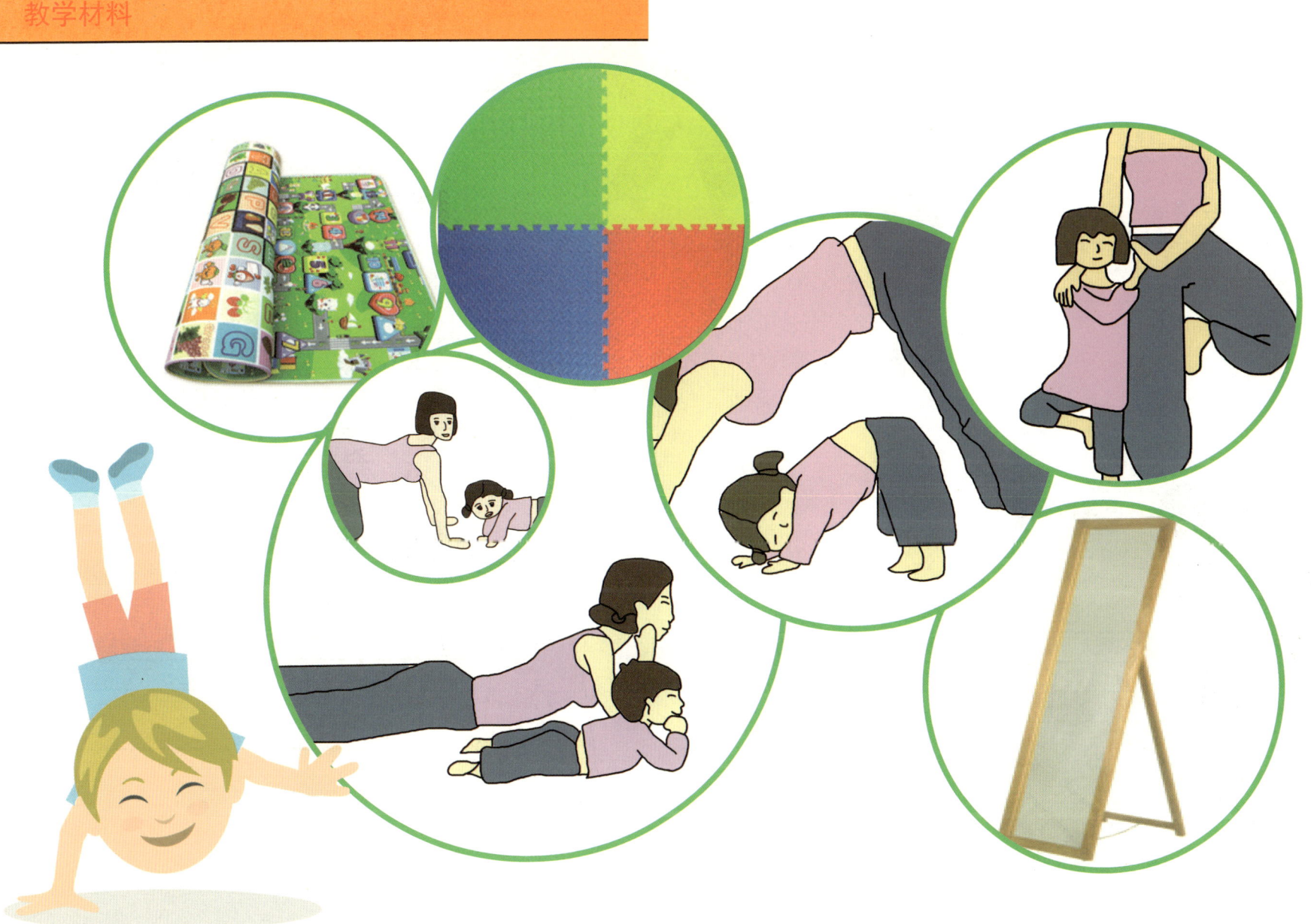

模仿技能训练项目指南

训练方法示例

示例 1

一边说"这么做",一边单脚站立。

小档案	
训练时长	
辅助情况	

示例 3

一边说"这么做",一边转圈。

小档案	
训练时长	
辅助情况	

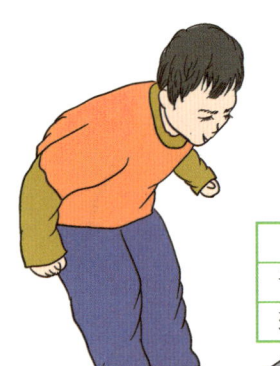

示例 2

一边说"这么做",一边向前跳。

小档案	
训练时长	
辅助情况	

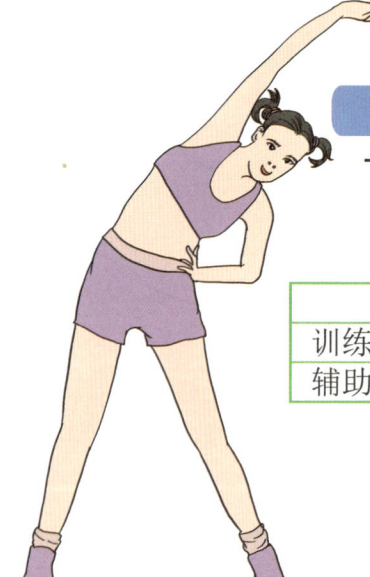

示例 4

一边说"这么做",一边做体侧运动。

小档案	
训练时长	
辅助情况	

第四章
模仿技能中级训练项目

训练方法示例

示例 5

一边说"这么做",一边深蹲。

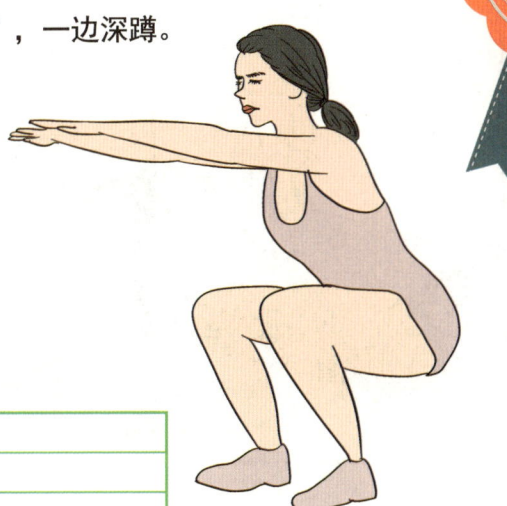

小档案	
训练时长	
辅助情况	

示例 7

一边说"这么做",一边用膝盖爬行。

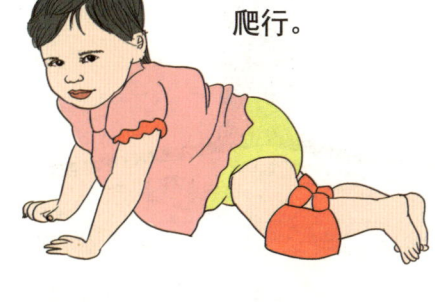

小档案	
训练时长	
辅助情况	

示例 6

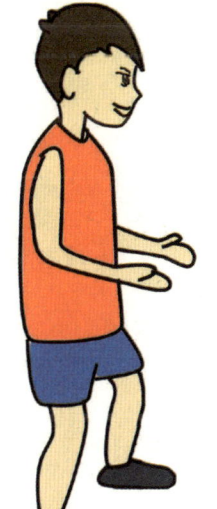

一边说"这么做",一边做横着走动作。

小档案	
训练时长	
辅助情况	

示例 8

一边说"这么做",一边做体转运动。

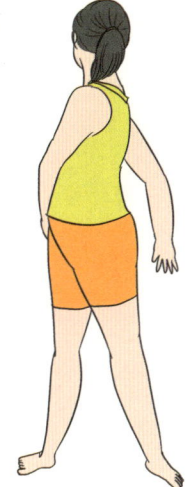

小档案	
训练时长	
辅助情况	

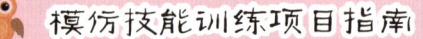

泛化到教室

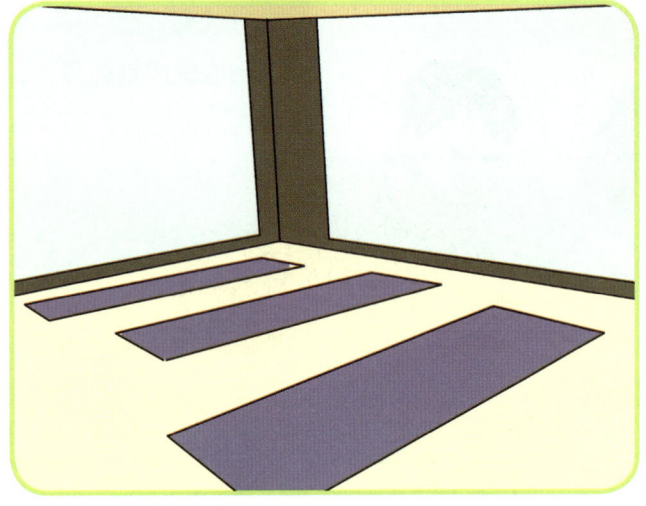

泛化到卧室

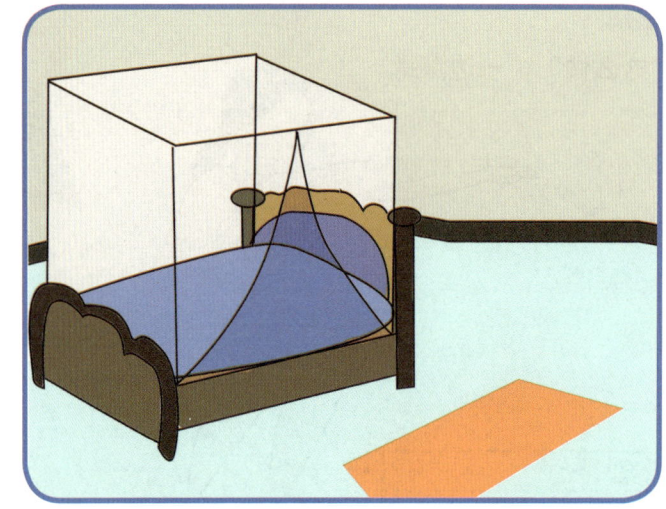

泛化到客厅

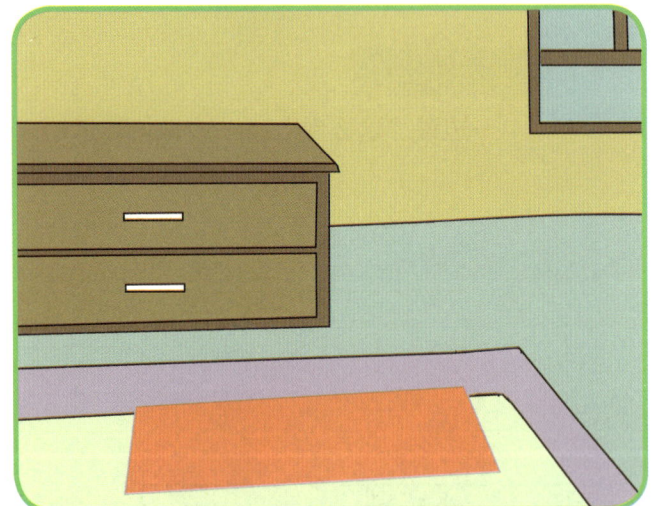

泛化到室外

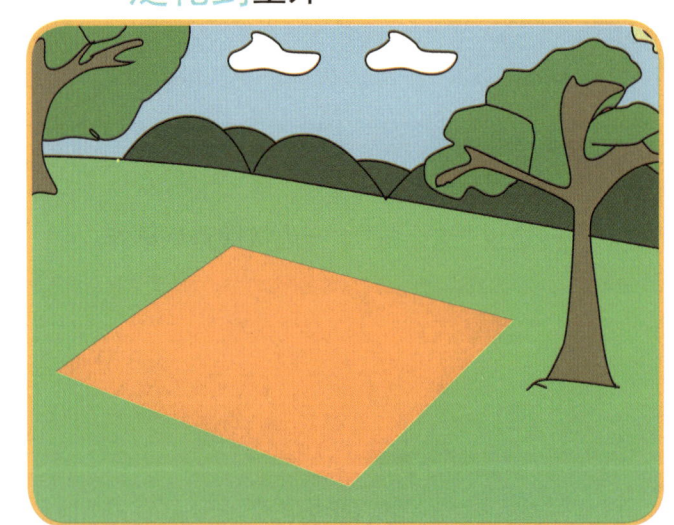

第四章 模仿技能中级训练项目

04 利用物品做复杂大动作

该技能的训练目的是,患者可以模仿使用物品做复杂的大动作。通过该技能的训练,患者应该能达到这样一种水平,即:一边说"这么做",一边使用物品做出一个复杂的大动作,患者能够模仿教师的动作。需要注意的是,要确保进行这项任务训练时,患者已掌握先备技能,比如:患者有能力进行粗大动作的模仿,并且能够掌握一个或多个模仿项目。

扫描二维码,打印本技能训练配套表格

模仿技能训练项目指南

教学材料

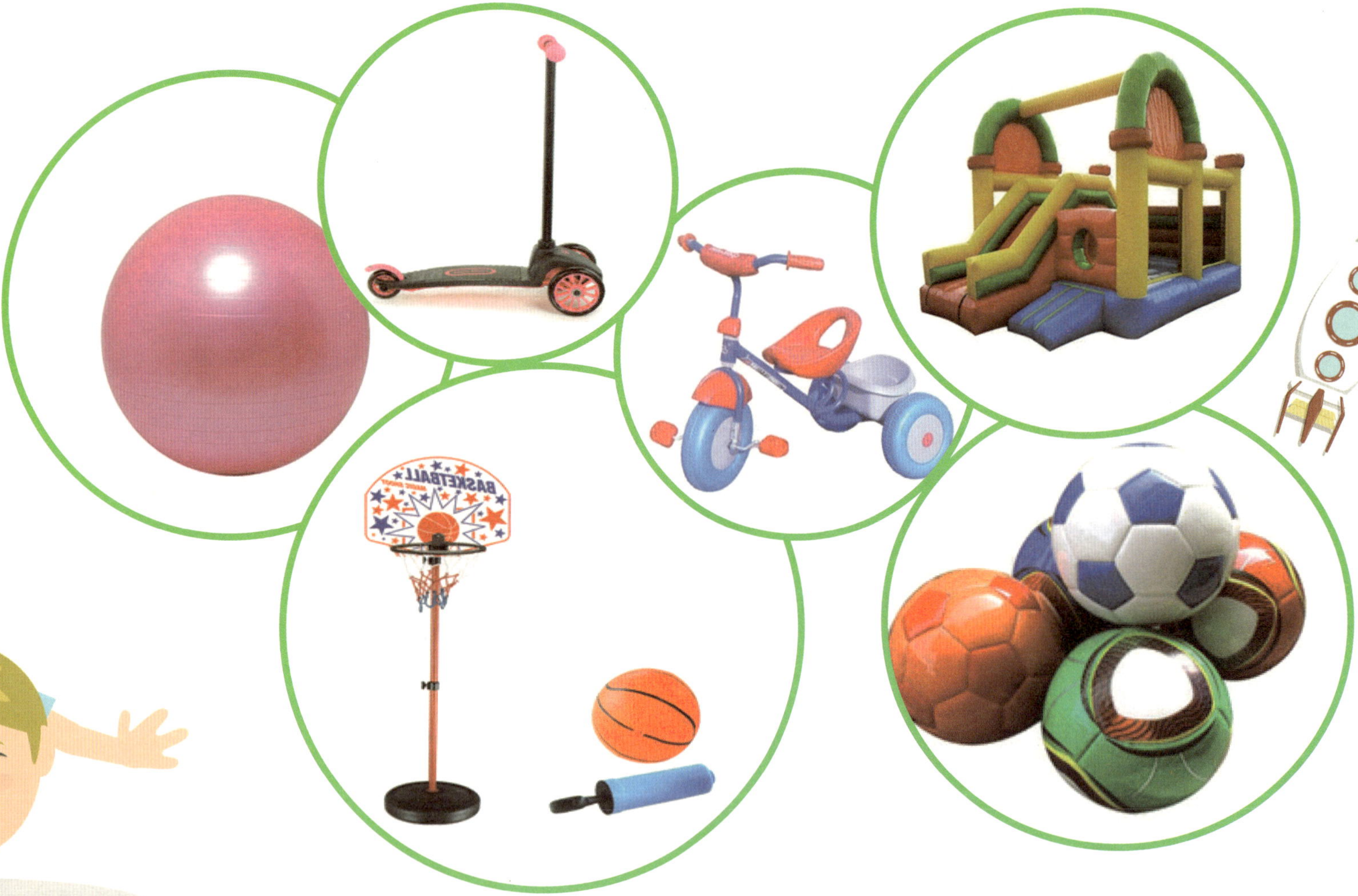

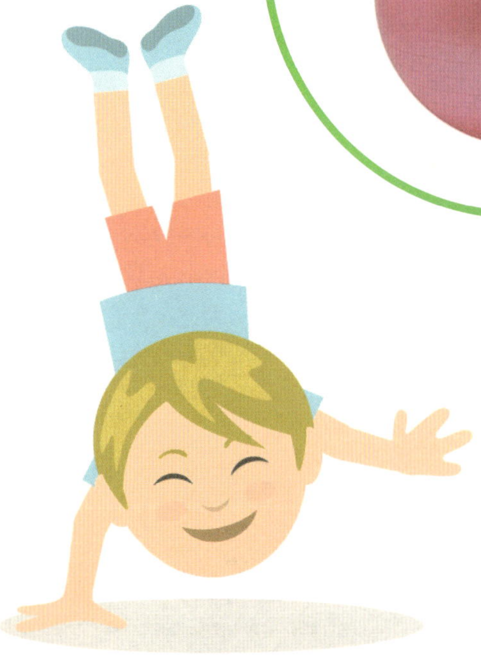

第四章
模仿技能中级训练项目

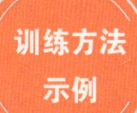
训练方法示例

示例 1

一边说"这么做",一边趴在巨大的球上前后左右滚动。

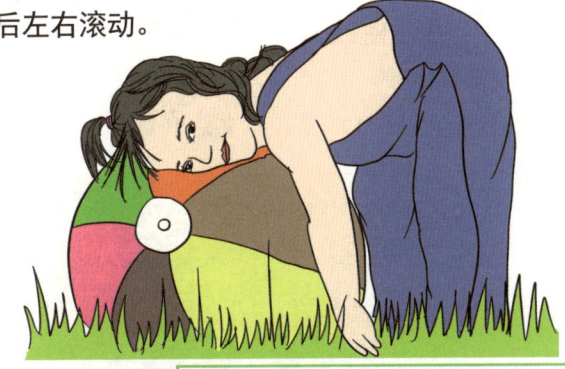

小档案	
训练时长	
辅助情况	

示例 2

一边说"这么做",一边把球投进篮筐里。

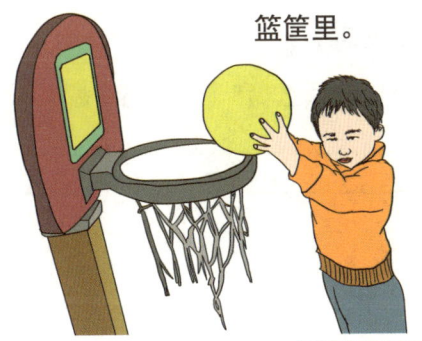

小档案	
训练时长	
辅助情况	

示例 3

一边说"这么做",一边上楼梯。

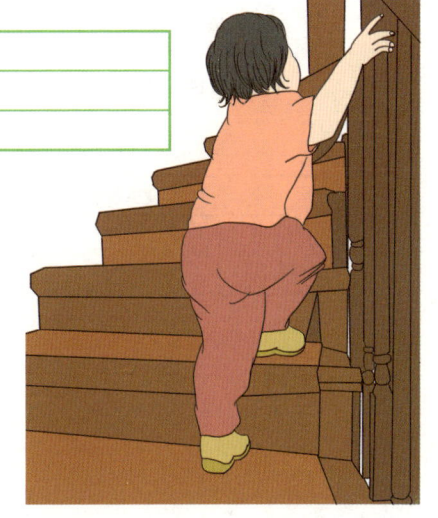

小档案	
训练时长	
辅助情况	

示例 4

一边说"这么做",一边下楼梯。

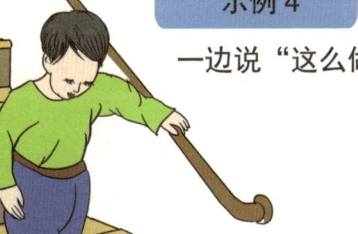

小档案	
训练时长	
辅助情况	

模仿技能训练项目指南

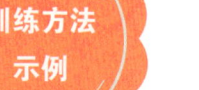 训练方法示例

示例 5

一边说"这么做",一边骑三轮车。

小档案	
训练时长	
辅助情况	

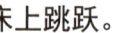

示例 7

一边说"这么做",一边在蹦蹦床上跳跃。

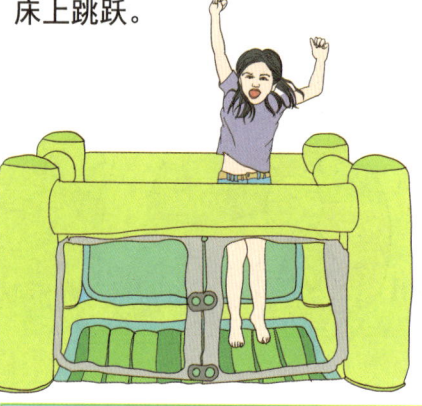

小档案	
训练时长	
辅助情况	

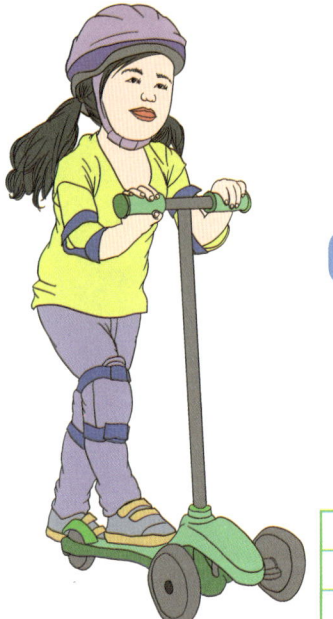

示例 6

一边说"这么做",一边滑滑板。

小档案	
训练时长	
辅助情况	

示例 8

一边说"这么做",一边踢球。

小档案	
训练时长	
辅助情况	

第四章
模仿技能中级训练项目

泛化到教室
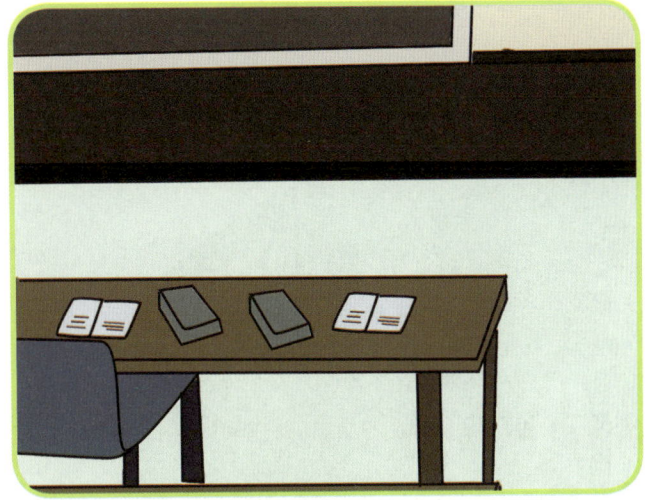

泛化到操场
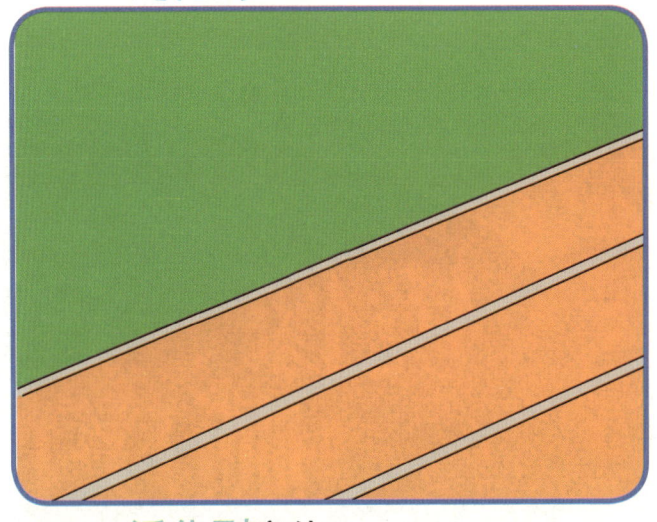

泛化到体育馆
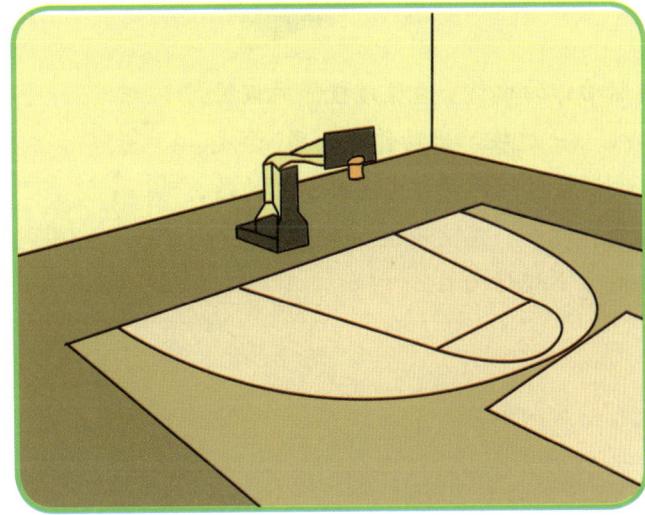

泛化到室外
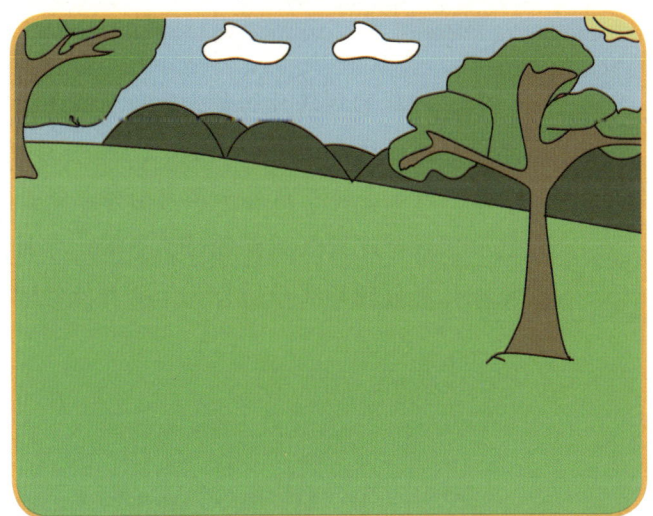

模仿技能训练项目指南

05 镜像、速度、强度、顺序的模仿

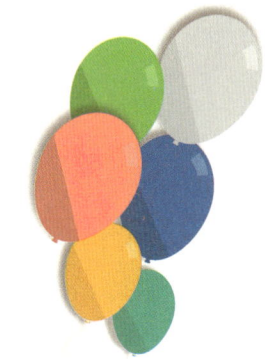

该技能的训练目的是，患者可以进行不同类别动作的模仿。通过该技能的训练，患者应该能达到这样一种水平，即：一边说"这么做"，一边展示出动作的顺序、速度、强度，以及在镜子前展示不同动作，患者能够依次模仿教师的动作。需要注意的是，要确保进行这项任务训练时，患者已掌握先备技能，比如：患者有能力对节奏进行把握，能够理解顺序的含义，并且能够掌握一个或多个模仿项目。

第四章
模仿技能中级训练项目

教学材料

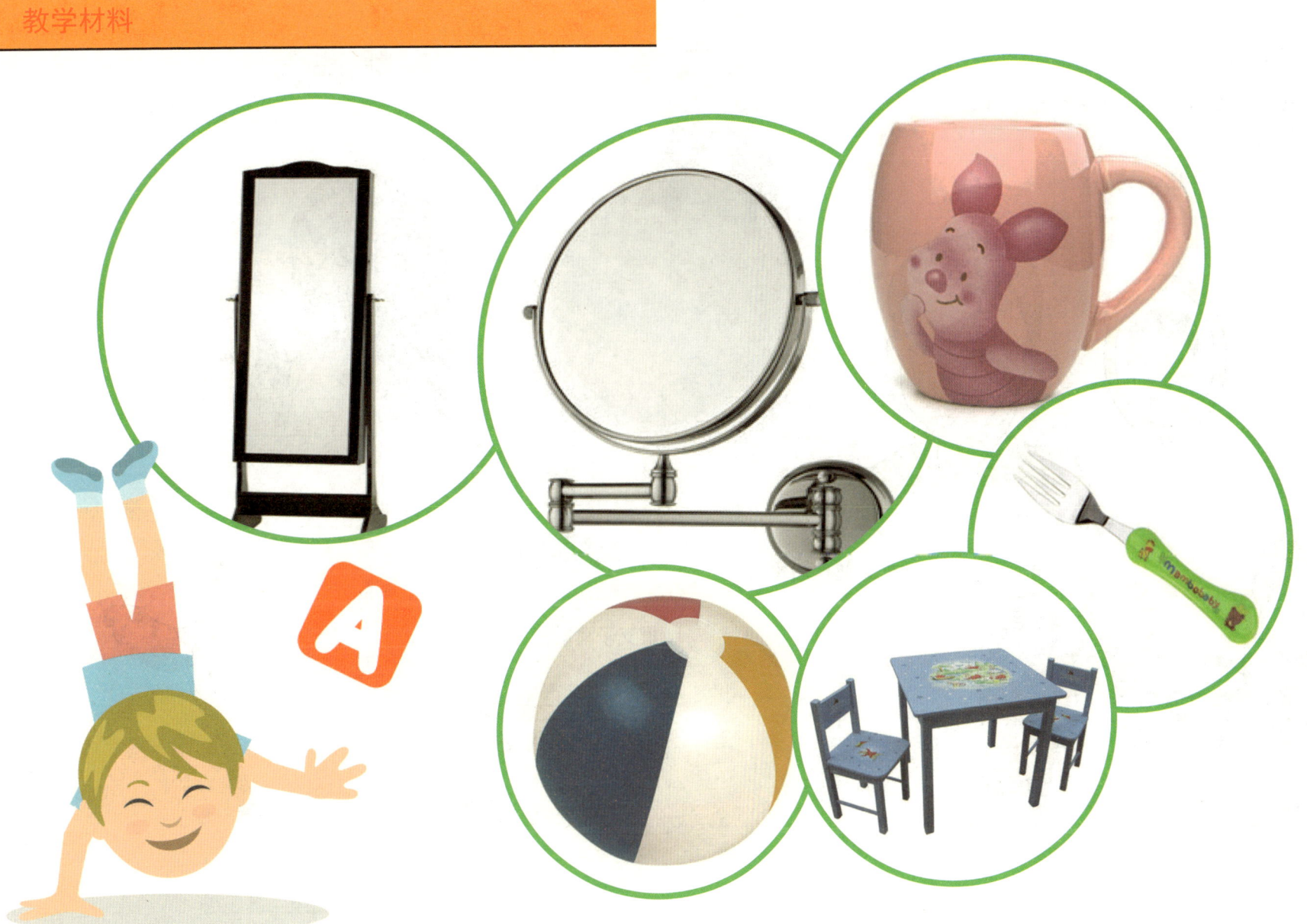

模仿技能训练项目指南

训练方法示例

示例 1

一边说"这么做",一边做镜子中的摸脸动作。

小档案	
训练时长	
辅助情况	

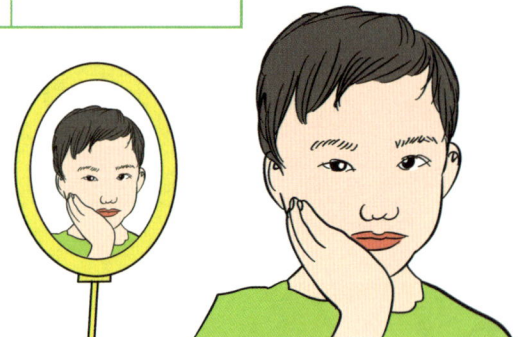

示例 2

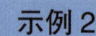

一边说"这么做",一边先拿篮球后投篮。

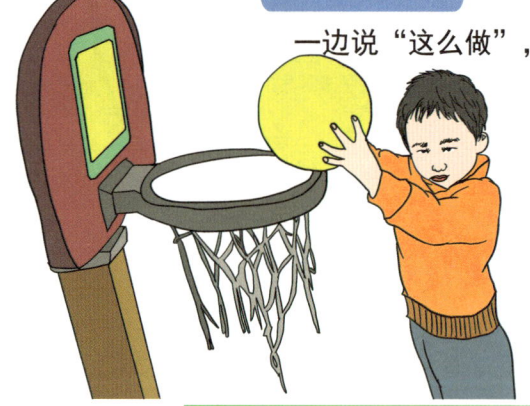

小档案	
训练时长	
辅助情况	

示例 3

一边说"这么做",一边做镜子中的微笑动作。

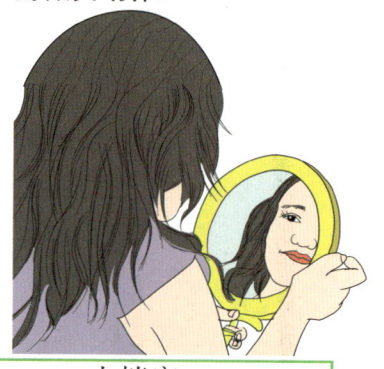

小档案	
训练时长	
辅助情况	

示例 4

一边说"这么做",一边做摸叉子再触摸杯子的动作。

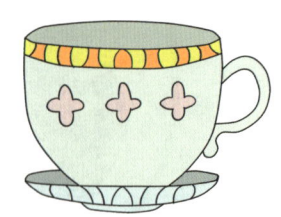
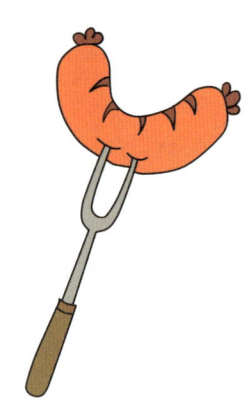

小档案	
训练时长	
辅助情况	

第四章
模仿技能中级训练项目

示例 5

一边说"这么做",一边做先点头后摇头的动作。

小档案	
训练时长	
辅助情况	

示例 6

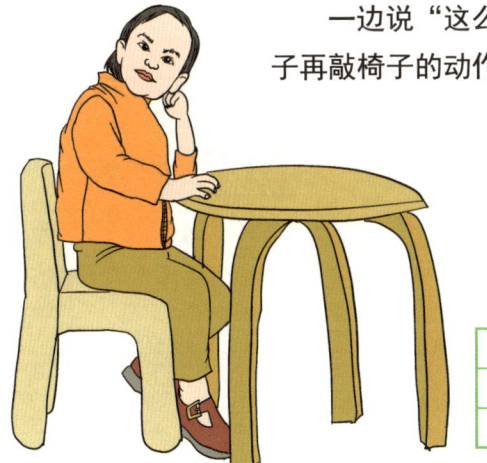

一边说"这么做",一边做先敲桌子再敲椅子的动作。

小档案	
训练时长	
辅助情况	

示例 7

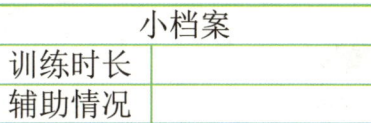

一边说"这么做",一边做先竖起拇指再竖起食指的动作。

小档案	
训练时长	
辅助情况	

示例 8

一边说"这么做",一边做先慢鼓掌再快鼓掌的动作。

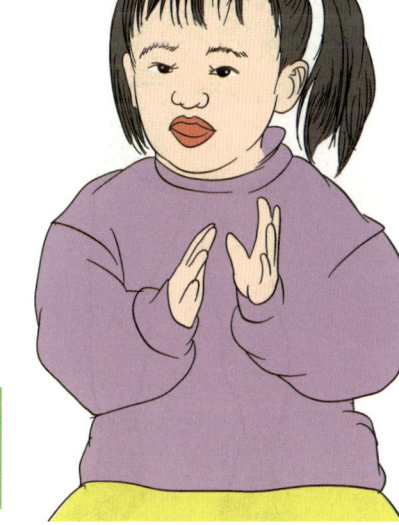

小档案	
训练时长	
辅助情况	

模仿技能训练项目指南

训练方法示例

示例 9

一边说"这么做",一边做先快跺脚再慢跺脚的动作。

小档案	
训练时长	
辅助情况	

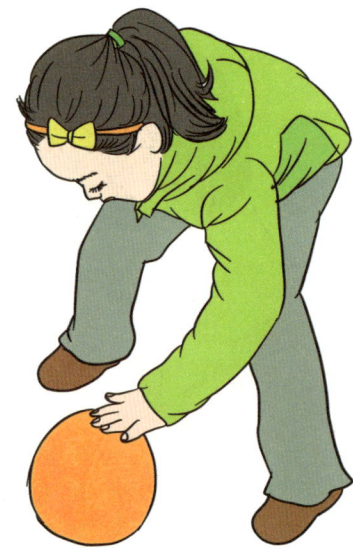

示例 12

一边说"这么做",一边做先用力拍球再轻轻拍球的动作。

小档案	
训练时长	
辅助情况	

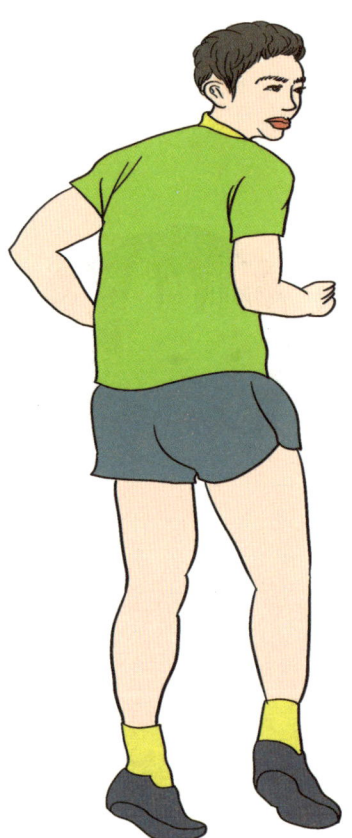

示例 10

一边说"这么做",一边做先慢敲门再快敲门的动作。

小档案	
训练时长	
辅助情况	

示例 13

一边说"这么做",一边做先用力跺脚再轻轻跺脚的动作。

小档案	
训练时长	
辅助情况	

示例 11

一边说"这么做",一边做先快走再慢走的动作。

小档案	
训练时长	
辅助情况	

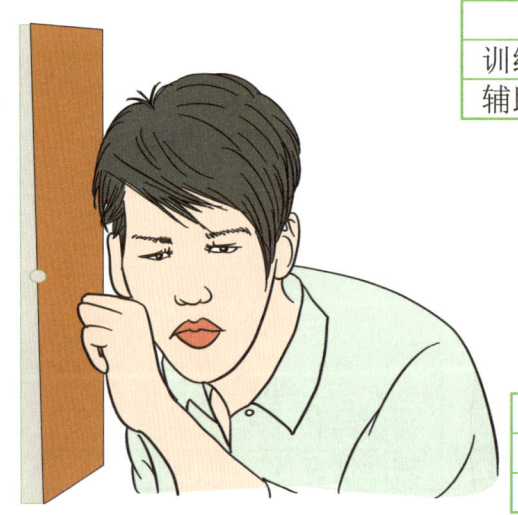

示例 14

一边说"这么做",一边做先轻轻敲门再用力敲门的动作。

小档案	
训练时长	
辅助情况	

第四章
模仿技能中级训练项目

泛化到**教室**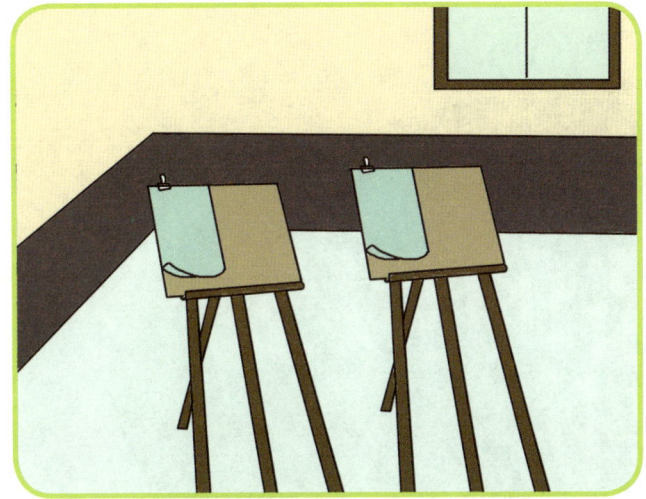

泛化到**卧室**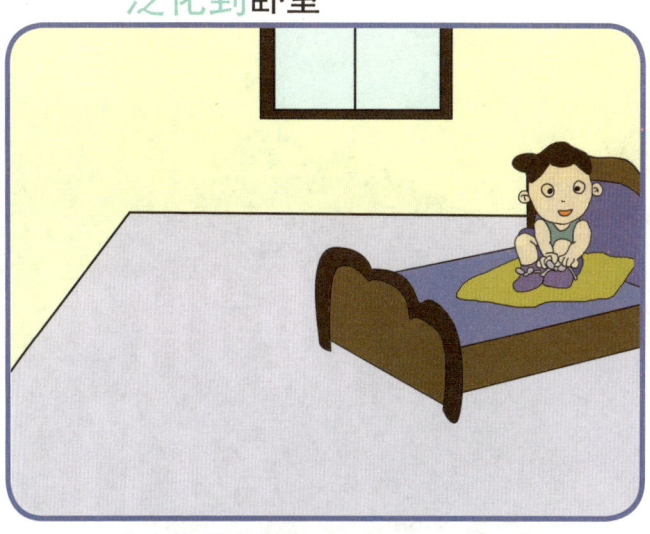

泛化到**客厅**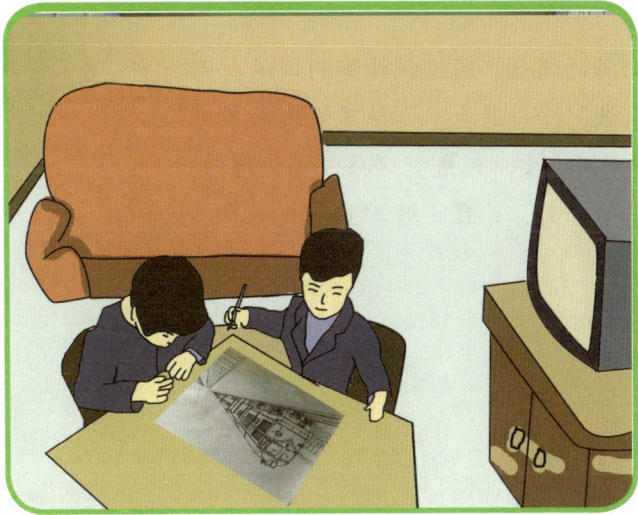

泛化到**室外**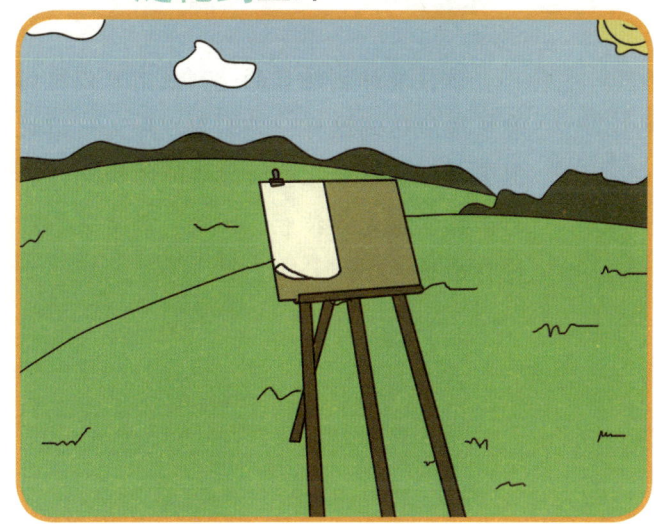

模仿技能训练项目指南

06 不使用物品的假装动作模仿

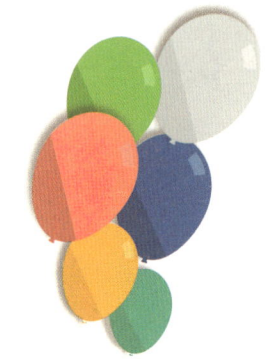

该技能的训练目的是，患者可以进行假装动作的模仿。通过该技能的训练，患者应该能达到这样一种水平，即：一边说"这么做"，一边展示一个不使用物品的假装动作，患者能够模仿教师的动作。需要注意的是，要确保进行这项任务训练时，患者已掌握先备技能，比如：患者能够理解假装的含义，并且能够掌握一个或多个模仿项目。

第四章
模仿技能中级训练项目

训练小知识

假装开车的游戏

可以把一排椅子摆好成一条直线,将最前面的一把椅子倒换过来成反方向(如下图),让孩子坐在第一把椅子上面,手扶椅背,假装是司机在开车,训练者依次坐在后面假装乘客,然后说"开车了""嘀嘀嘀""请大家坐好"。

假如孩子的年龄小或功能水平还是不够,那么建议训练者可以紧挨着孩子坐,扶住他的手搭在椅背上,嘴里发出开汽车的声音,过一会儿后可发出刹车到站的声音,说"到了,请下车"或"开车了,请大家买票",准备好小长条纸片,假装是"车票",其间可以假装对司机或售票员发问"到哪里了?",可辅助回答"到动物园了""到**商场了"等等,也可以让别的孩子一起来玩。

这样不仅引导孩子的想象力,也锻炼了他的语言和参与集体活动的能力。

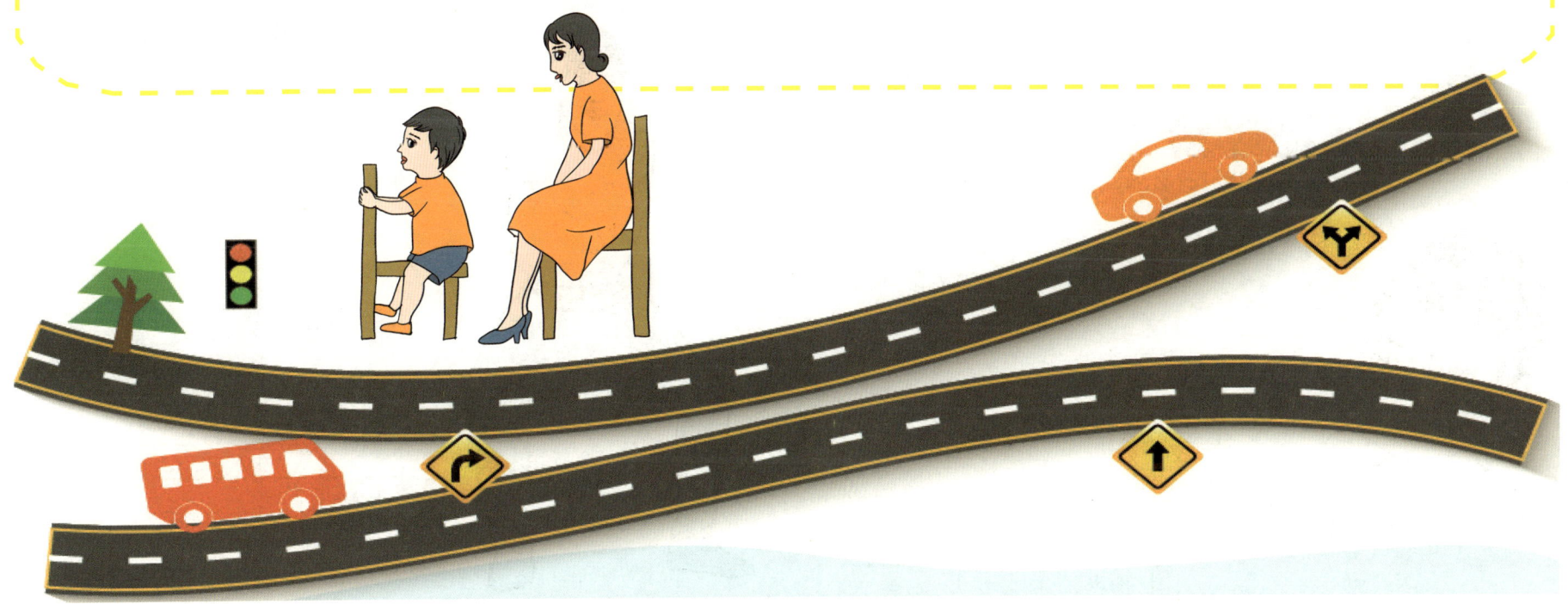

模仿技能训练项目指南

训练方法示例

示例 1

一边说"这么做"一边做假装喝水的动作

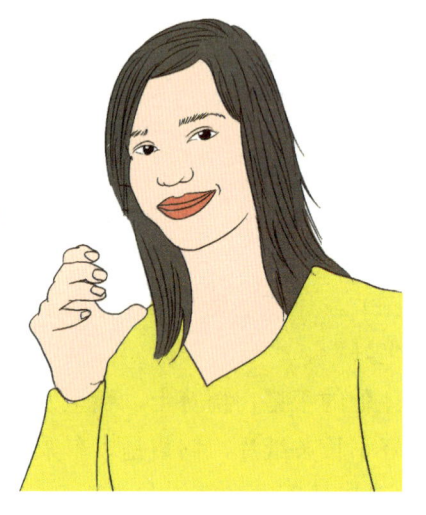

小档案	
训练时长	
辅助情况	

示例 2

一边说"这么做",一边做假装梳头的动作。

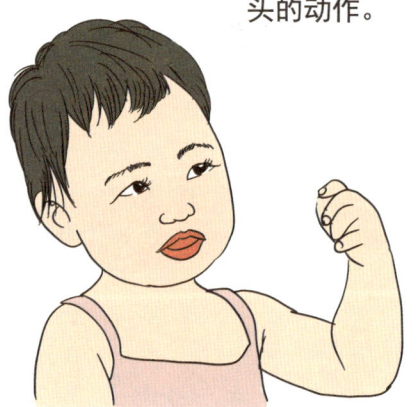

小档案	
训练时长	
辅助情况	

示例 3

一边说"这么做",一边做假装洗手的动作。

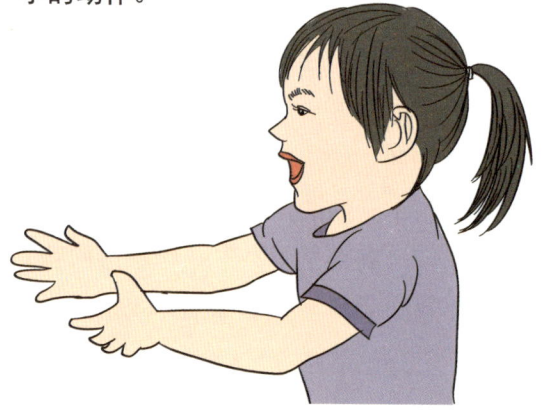

小档案	
训练时长	
辅助情况	

示例 4

一边说"这么做",一边做假装骑马的动作。

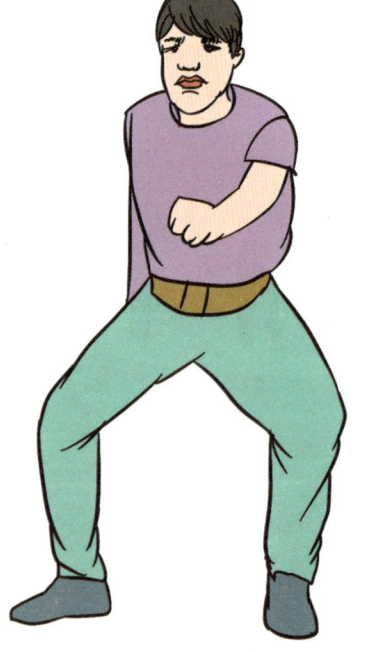

小档案	
训练时长	
辅助情况	

第四章
模仿技能中级训练项目

泛化到**教室**

泛化到**食堂**

泛化到**卫生间**

泛化到**操场**

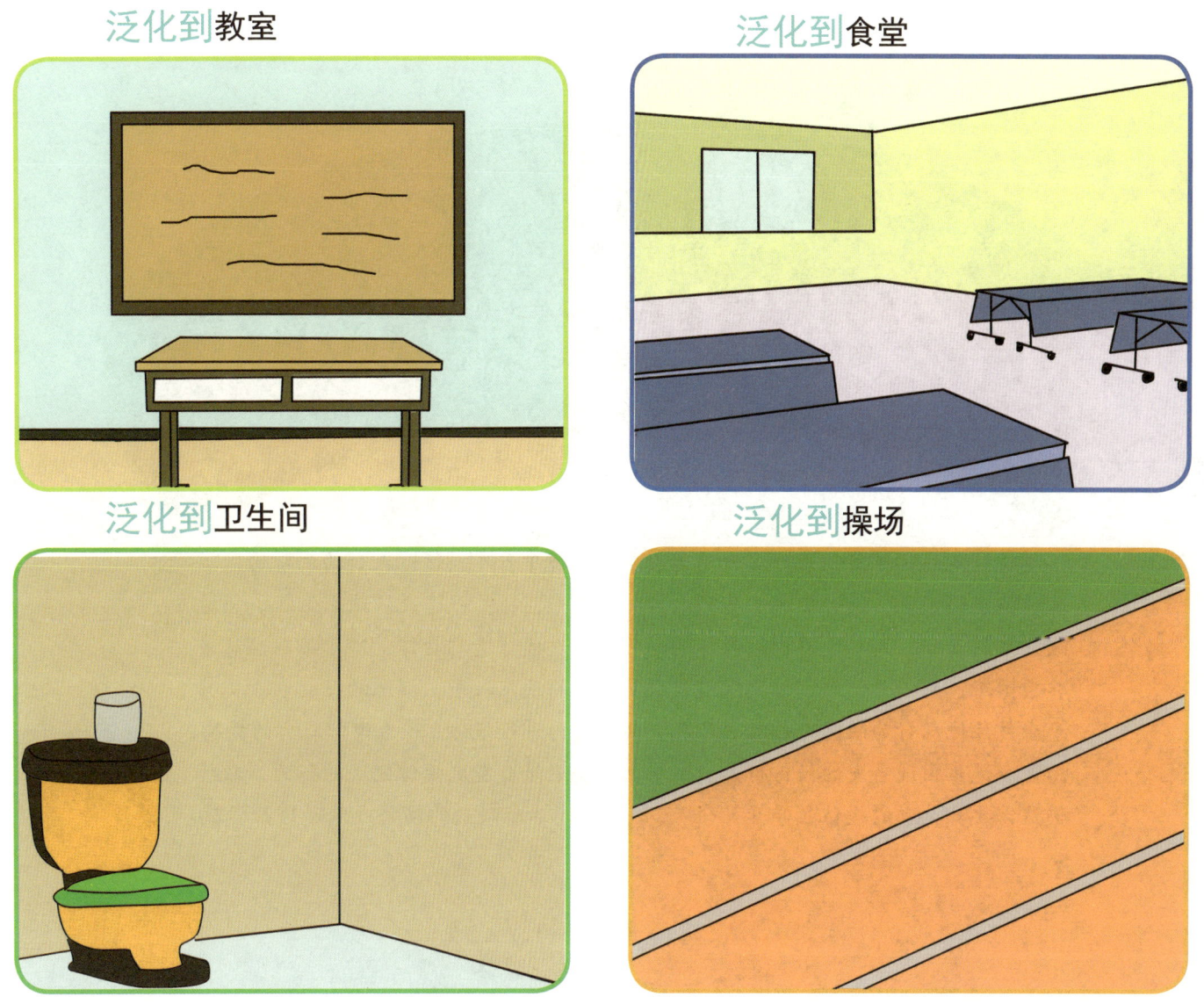

95

模仿技能训练项目指南

07 自发模仿随意动作

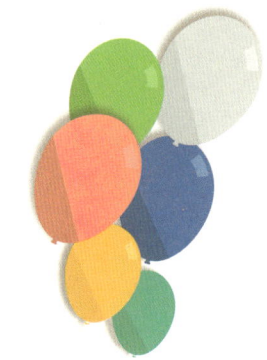

　　该技能的训练目的是，提升患者在自然情境中自发模仿他人行为的能力。通过该技能的训练，患者应该能达到这样一种水平，即：一边说"这么做"，一边做一系列动作，患者能够模仿教师的动作。自发模仿随意动作，对于孤独症患者非常困难，所以开始的训练要从可以吸引患者的项目入手。训练的目的在于提升患者关注他人行为的能力并对自己感兴趣的行为进行模仿。随着模仿能力的提高，患者会逐步出现自发的模仿行为。如果患者还不能自发地模仿他人的行为，教师仍然需要从被动的模仿教学开始介入，或寻找患者感兴趣的动作或活动进行尝试。

第四章
模仿技能中级训练项目

教学材料

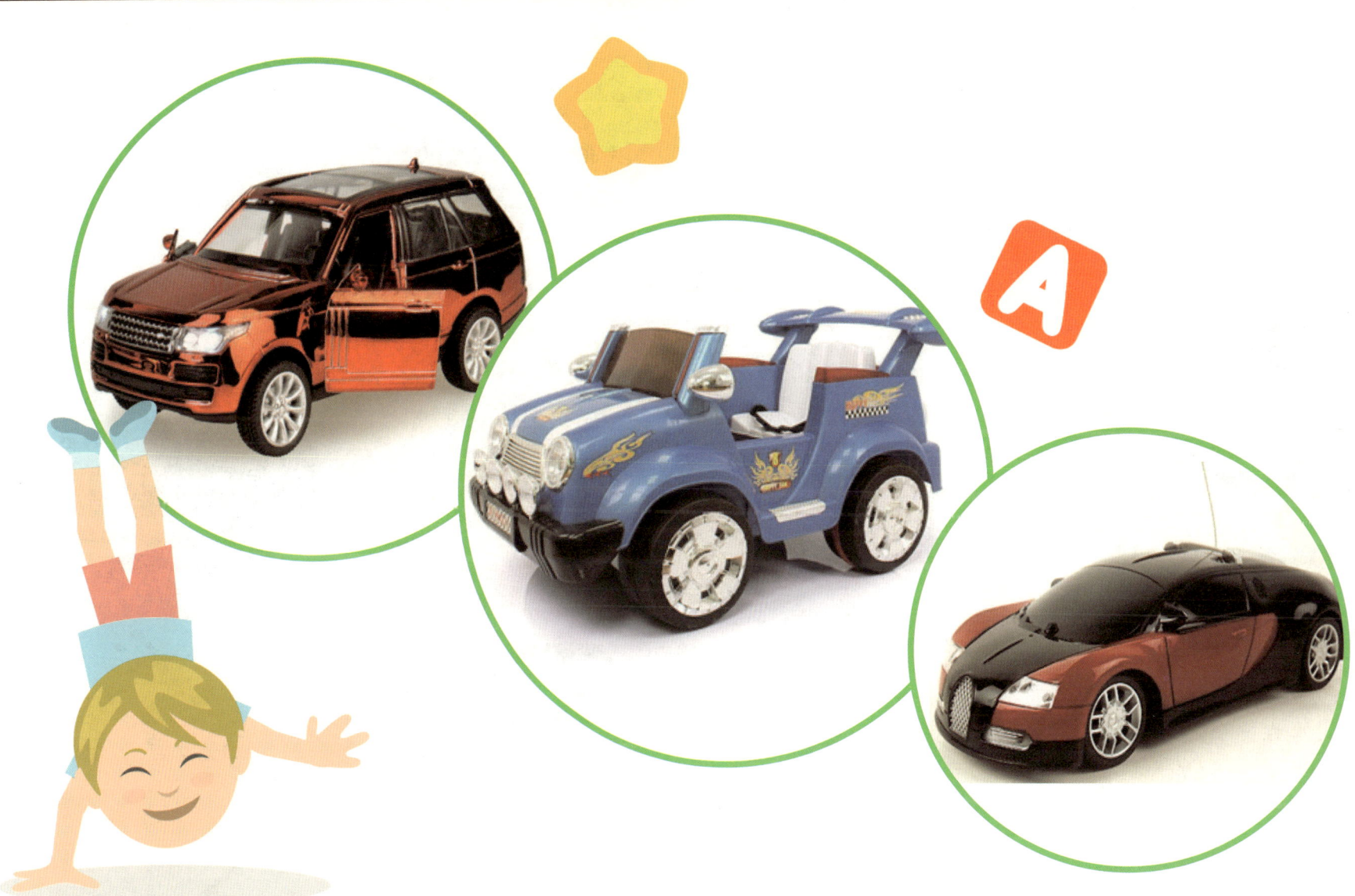

模仿技能训练项目指南

训练流程

第一步：教师准备光电小汽车。

第二步：教师用夸张的动作和表情吸引患者的注意。

第三步：教师拿起小汽车，打开开关，汽车开动并发出声音和各种灯光。

第四步：几秒钟后教师关闭并放下小汽车。

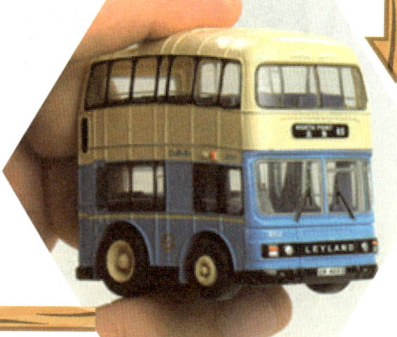

第五步：患者自发拿起小汽车。

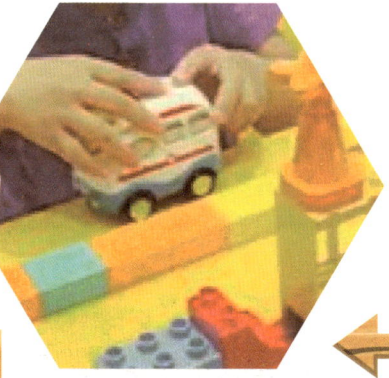

第六步：患者模仿教师打开开关，使小汽车开动。

第七步：教师用夸张的表情给予称赞。

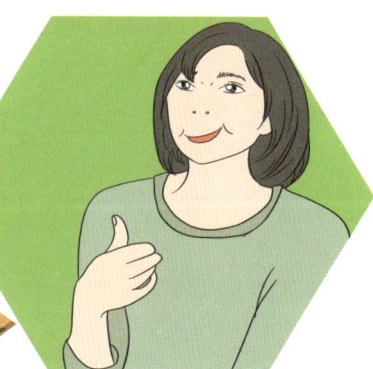

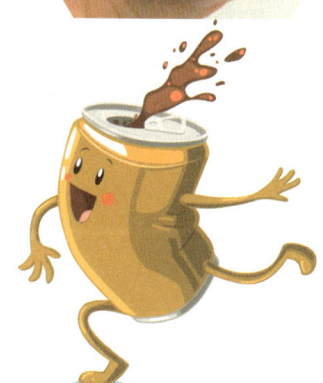

第四章
模仿技能中级训练项目

泛化为**玩电子狗**

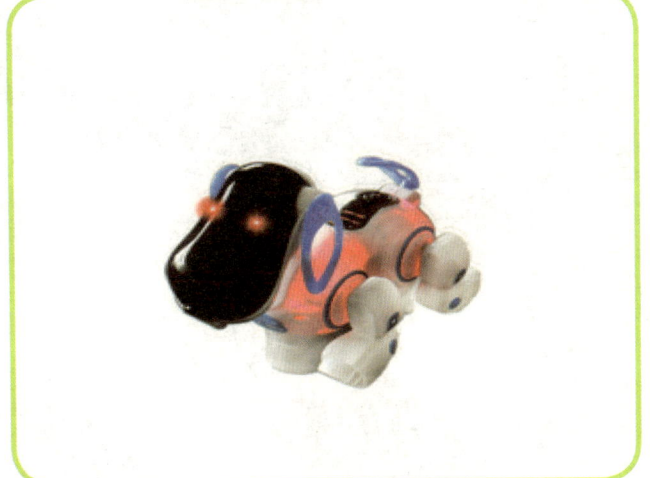

泛化为**玩电动玩偶**

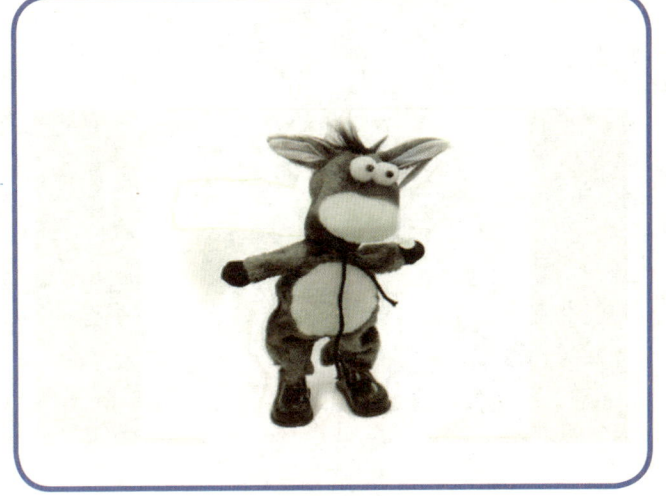

泛化为**玩玩具琴**

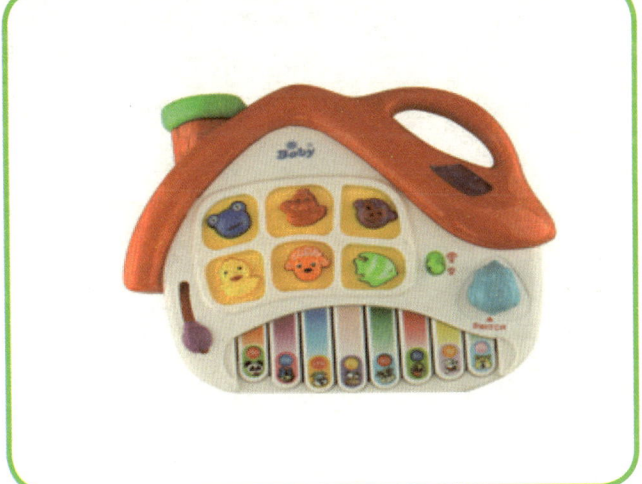

泛化为**玩电动球**

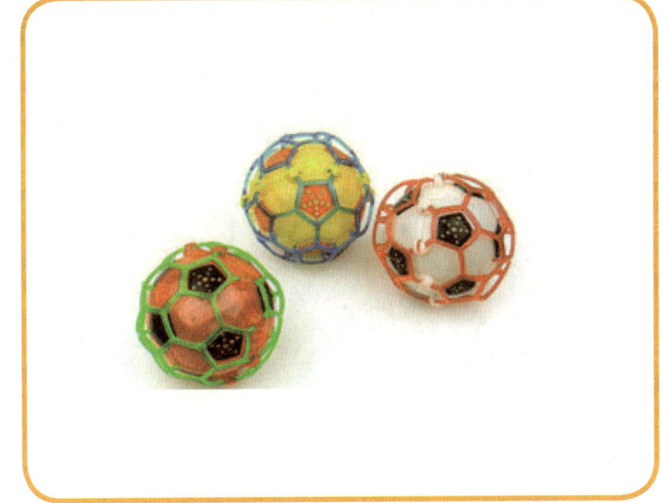

99

第五章

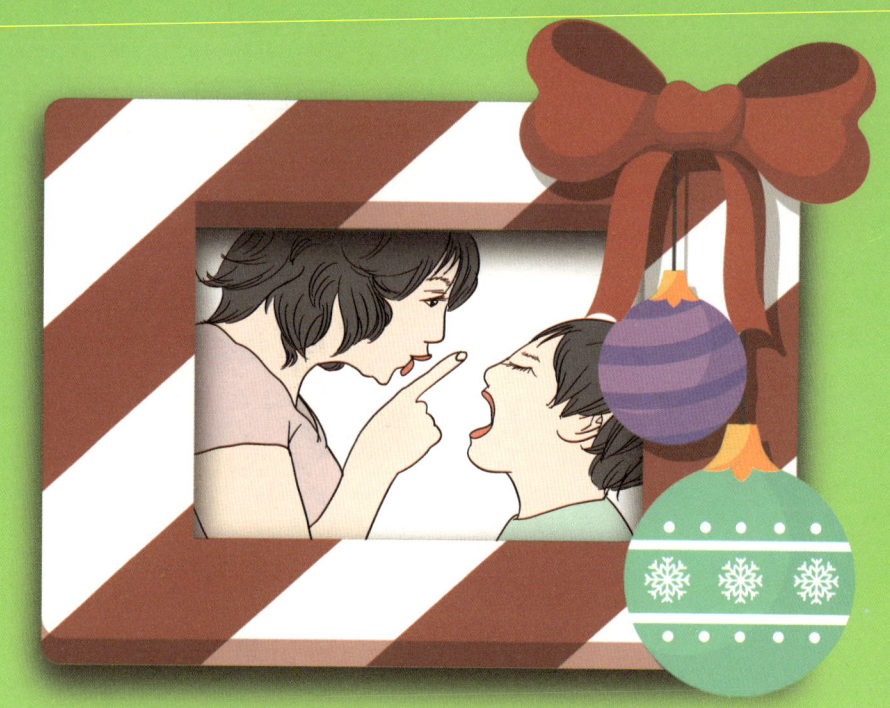

模仿技能高级训练项目

第五章
模仿技能高级训练项目

01 不对称姿势的模仿

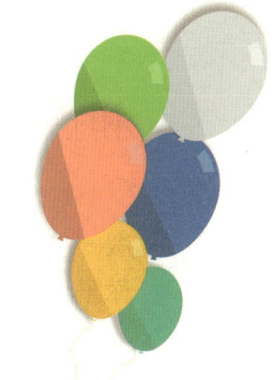

该技能的训练目的是，患者可以进行不对称姿势的模仿。通过该技能的训练，患者应该能达到这样一种水平，即：一边说"这么做"，一边展示一个不对称姿势，患者能够模仿教师的姿势。

扫描二维码，打印本技能训练配套表格

模仿技能训练项目指南

训练小知识

和孩子一起玩模仿游戏——"请你照我这样做!"

这是一种既可单独与孩子玩,也可以很多人一起玩的游戏。可以由教师带领着做一些动作,同时让孩子找参加活动的人一起模仿他做的动作,并且边做边说:"请你照我这样做!"动作可以由教师适时变换。

开始的时候,受训的孩子可能不会跟着做,甚至连看也不看,这时在一边的辅助人员要手把手地扶着孩子做。教师做的动作可以多次重复一样的,动作的难度和重复的次数也可随着受训儿童的水平调整。

大家一边做一边说唱"请你照我这样做!",既可以培养孩子的模仿能力,也可在群体游戏中得到快乐,从而渐渐地愿意参与活动。

第五章
模仿技能高级训练项目

训练方法示例

示例 1
一边说"这么做",一边做左手低右手高的动作。

小档案	
训练时长	
辅助情况	

示例 2
一边说"这么做",一边做左手高右手低的动作。

小档案	
训练时长	
辅助情况	

示例 3
一边说"这么做",一边做左脚在前右脚在后的动作。

小档案	
训练时长	
辅助情况	

示例 4
一边说"这么做",一边做左脚在后右脚在前的动作。

小档案	
训练时长	
辅助情况	

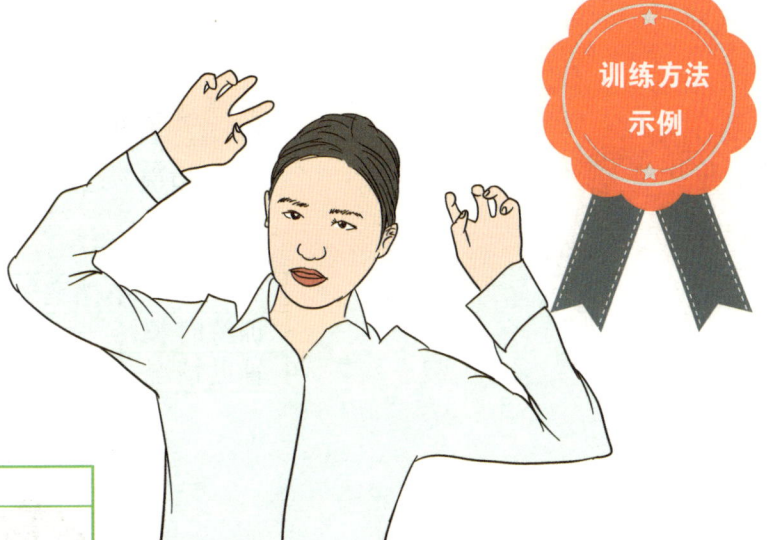
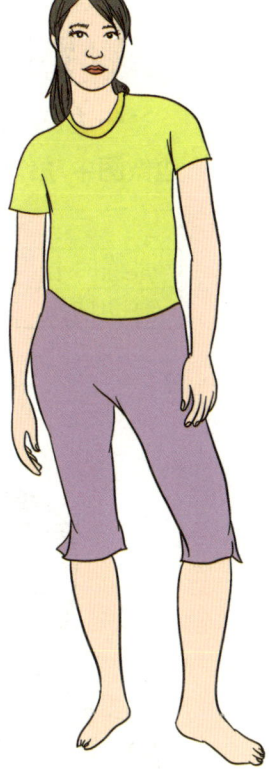
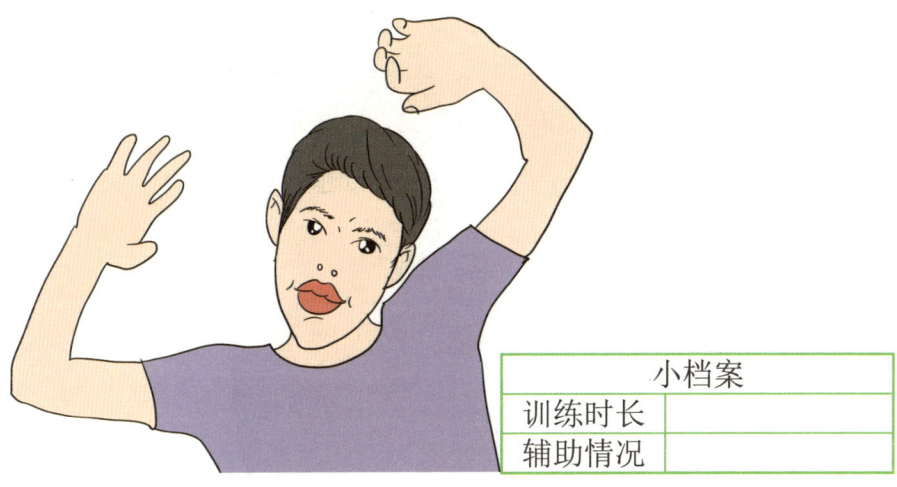

103

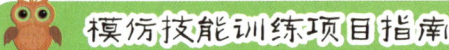 模仿技能训练项目指南

示例 5

一边说"这么做",一边做图中动作。

小档案	
训练时长	
辅助情况	

训练方法示例

示例 6

一边说"这么做",一边做图中动作。

小档案	
训练时长	
辅助情况	

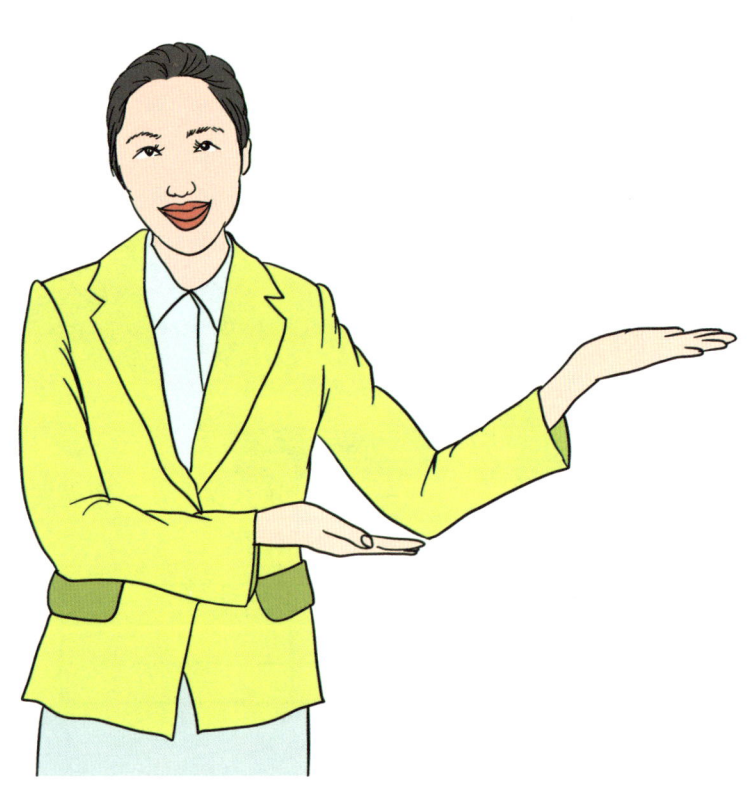

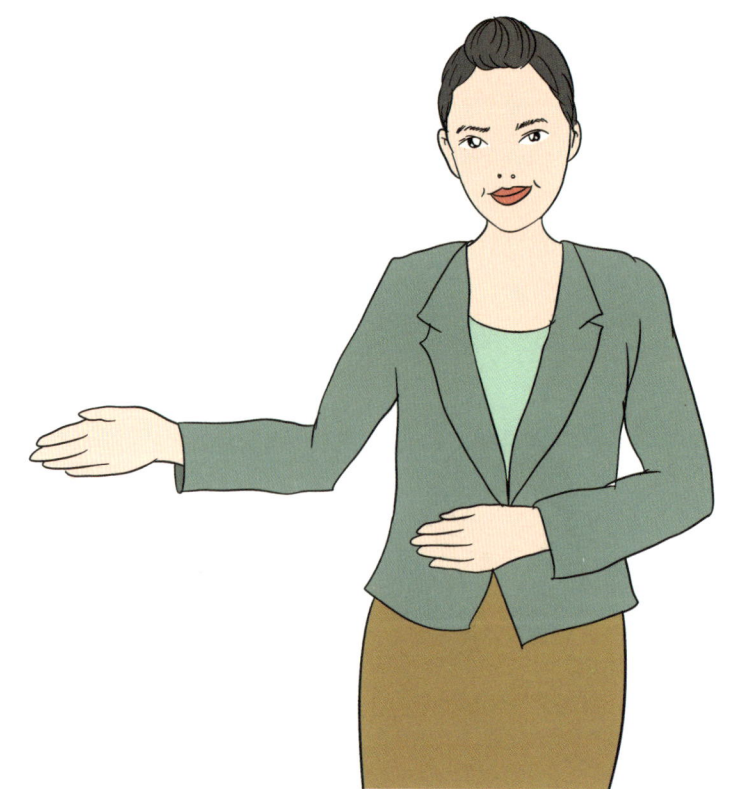

第五章
模仿技能高级训练项目

泛化到舞台
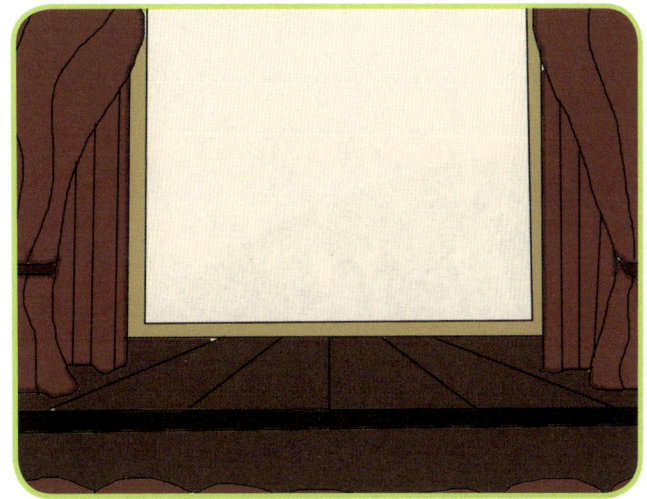

泛化到卧室
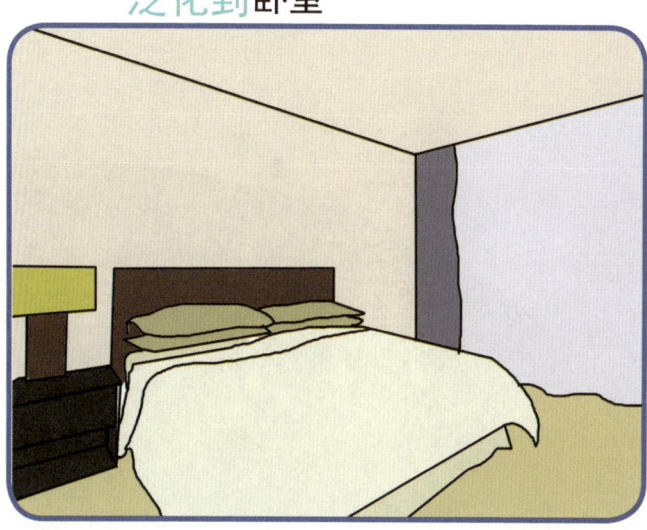

泛化到客厅
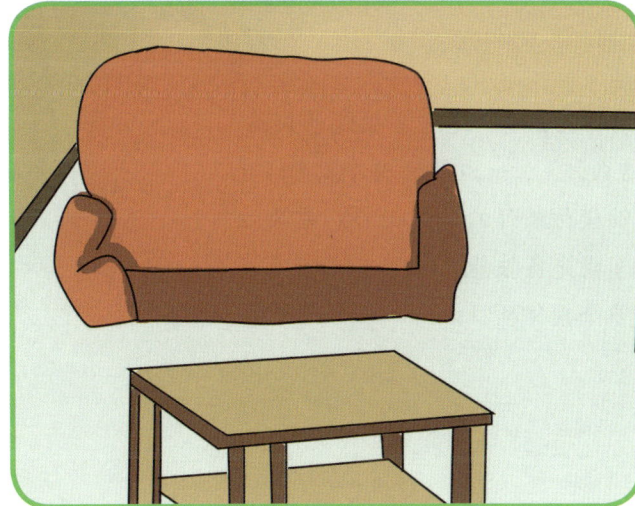

泛化到室外
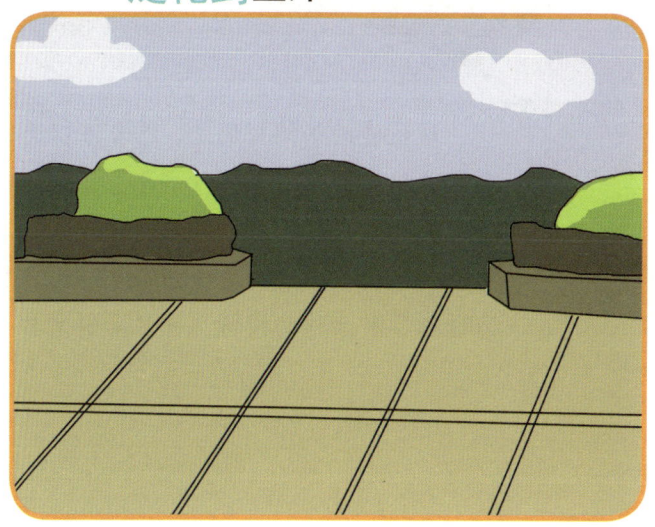

02 两个连续动作的模仿

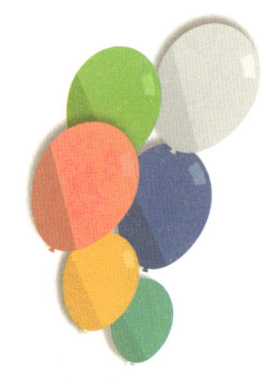

该技能的训练目的是，患者可以进行组合动作的模仿。通过该技能的训练，患者应该能达到这样一种水平，即：一边说"这么做"，一边展示两个动作（包含粗大动作、精细动作或口部动作），患者能够模仿教师的这组动作。需要注意的是，要确保进行这项任务训练时，患者已掌握先备技能，比如：已经有能力进行各种动作的模仿，并且能够掌握一个或多个模仿项目。

扫描二维码，打印本技能训练配套表格

第五章
模仿技能高级训练项目

教学材料

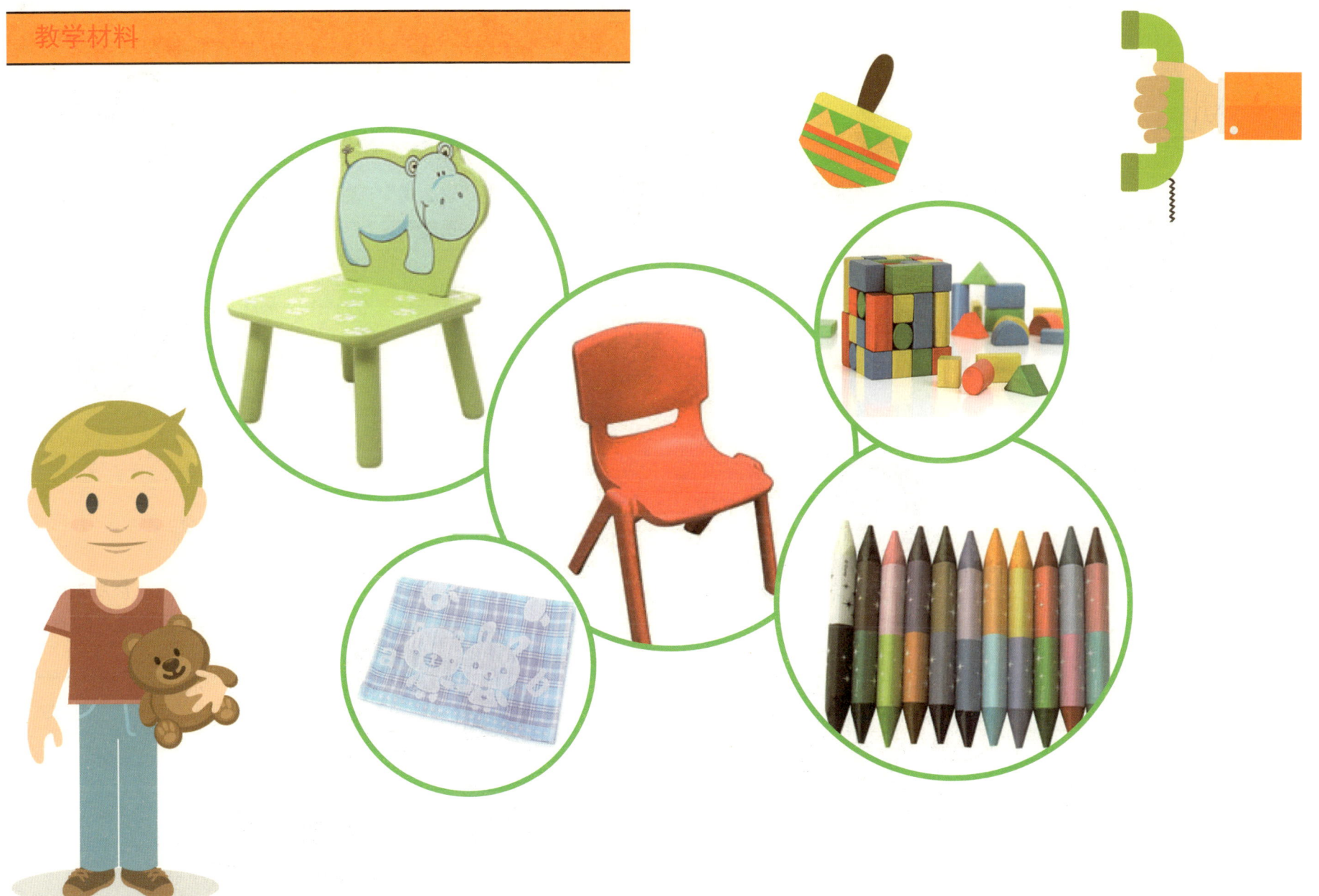

模仿技能训练项目指南

训练方法示例

示例 1

说"这么做",然后先举手,再转圈。

小档案	
训练时长	
辅助情况	

示例 2

说"这么做",然后先坐到椅子上,再拍手。

小档案	
训练时长	
辅助情况	

示例 3

说"这么做",然后跳两次,再转圈。

小档案	
训练时长	
辅助情况	

示例 4

说"这么做",然后先堆4块积木,再把蜡笔放入盒子里。

小档案	
训练时长	
辅助情况	

第五章
模仿技能高级训练项目

训练方法示例

示例 5

说"这么做",然后先喝水,再洗手。

小档案	
训练时长	
辅助情况	

示例 6

说"这么做",然后用毛巾先擦脸,再擦手。

小档案	
训练时长	
辅助情况	

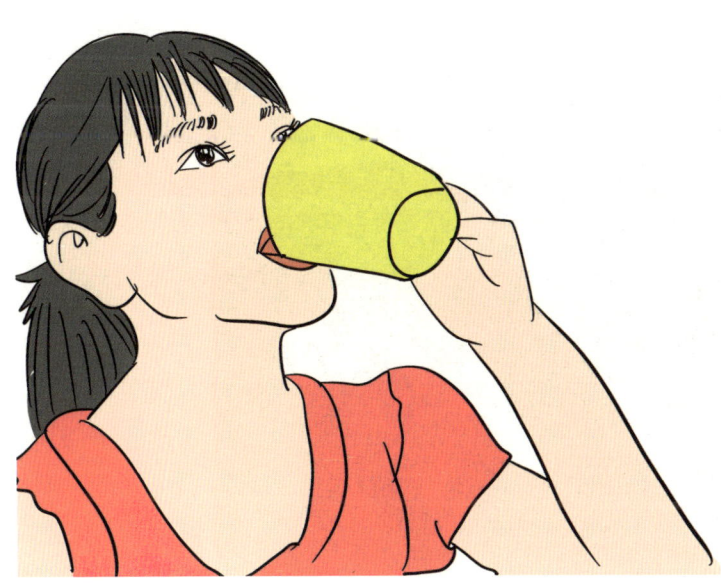
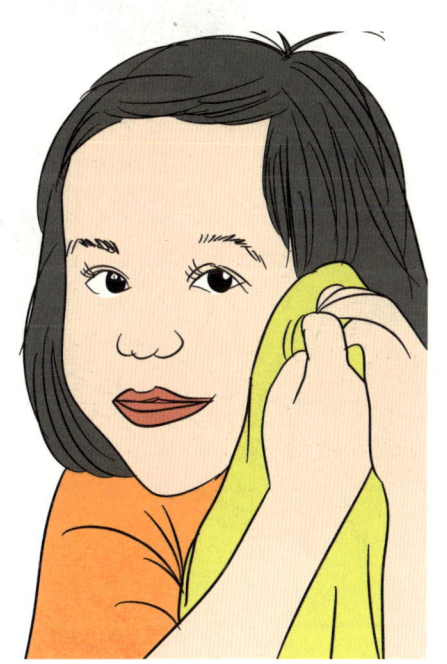

 模仿技能训练项目指南

泛化到**教室**

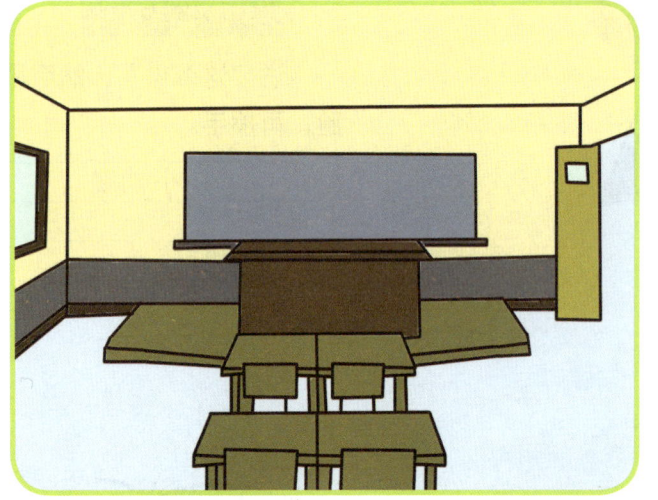

泛化到**卧室**

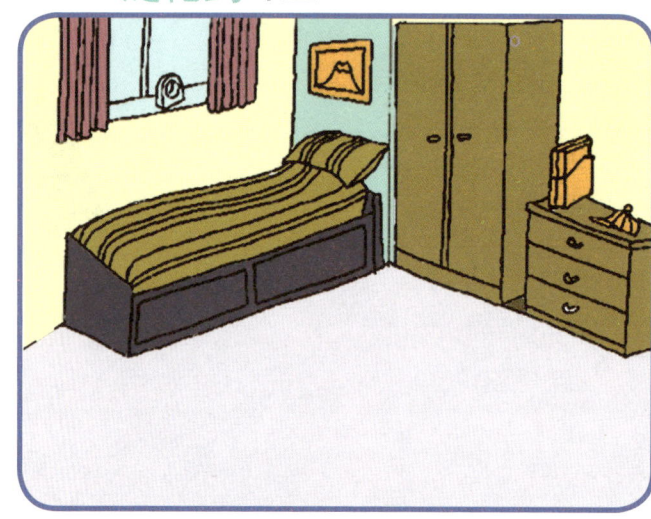

泛化到**客厅**

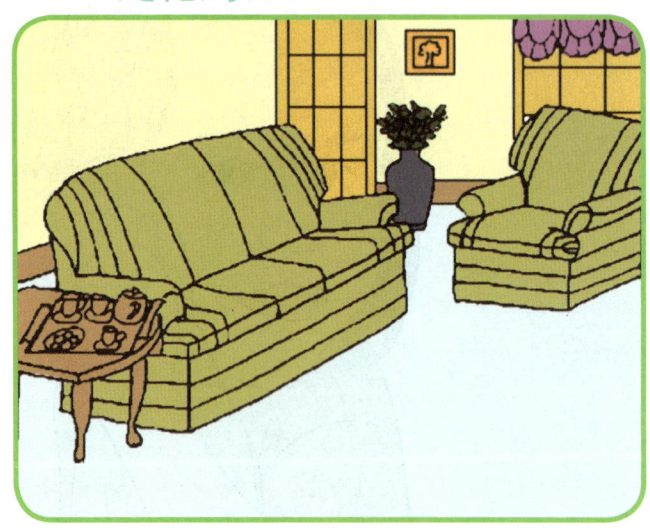

泛化到**室外**

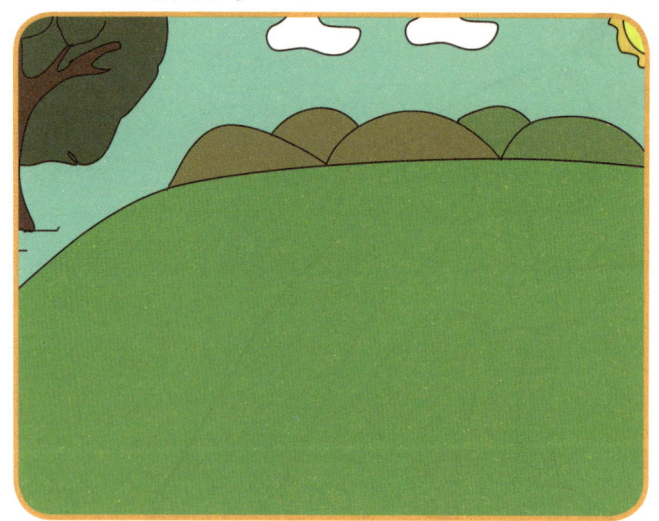

第五章 模仿技能高级训练项目

03 三个连续动作的模仿

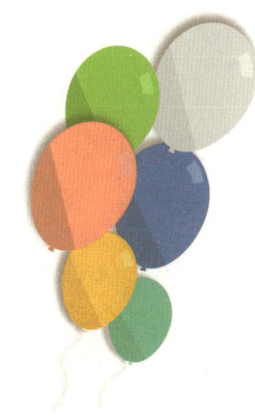

该技能的训练目的是，患者可以进行组合动作的模仿。通过该技能的训练，患者应该能达到这样一种水平，即：一边说"这么做"，一边展示3个动作（包含粗大动作、精细动作或口部动作），患者能够模仿教师的这组动作。需要注意的是，要确保进行这项任务训练时，患者已掌握先备技能，比如：已经有能力进行各种动作的模仿，并且能够掌握一个或多个模仿项目。

扫描二维码，打印本技能训练配套表格

模仿技能训练项目指南

训练小知识

利用儿歌游戏搭配适当动作

利用儿歌游戏配上适当的动作,帮助记忆,增加趣味。

如认识自己身体部位(头、肩膀、膝盖、脚、眼睛、鼻子、耳朵、嘴)的儿歌,有关天气、小动物、人物的儿歌,这些儿歌都有不同的伴奏带,初期节奏较缓慢,可以边唱儿歌边加上适当的表情、语调及动作,先让孩子多听几遍再逐渐跟着模仿,逐渐跟着一起唱。

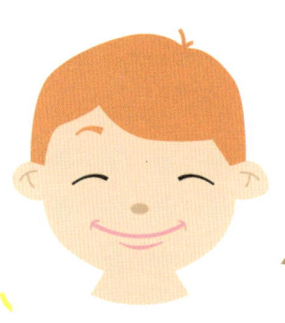 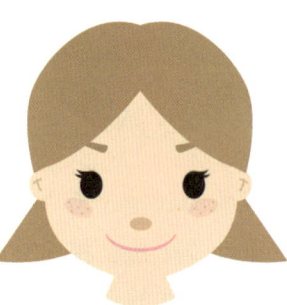 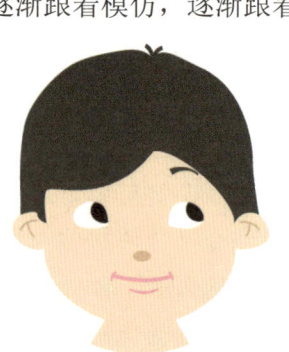

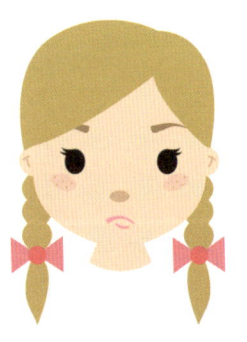 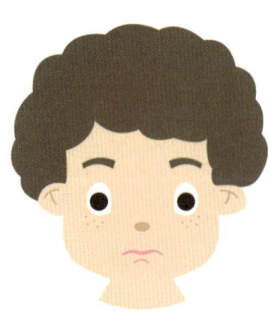 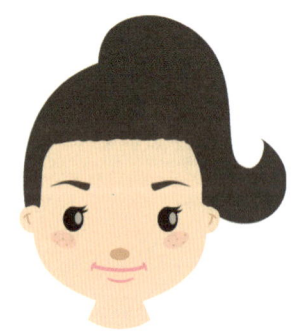

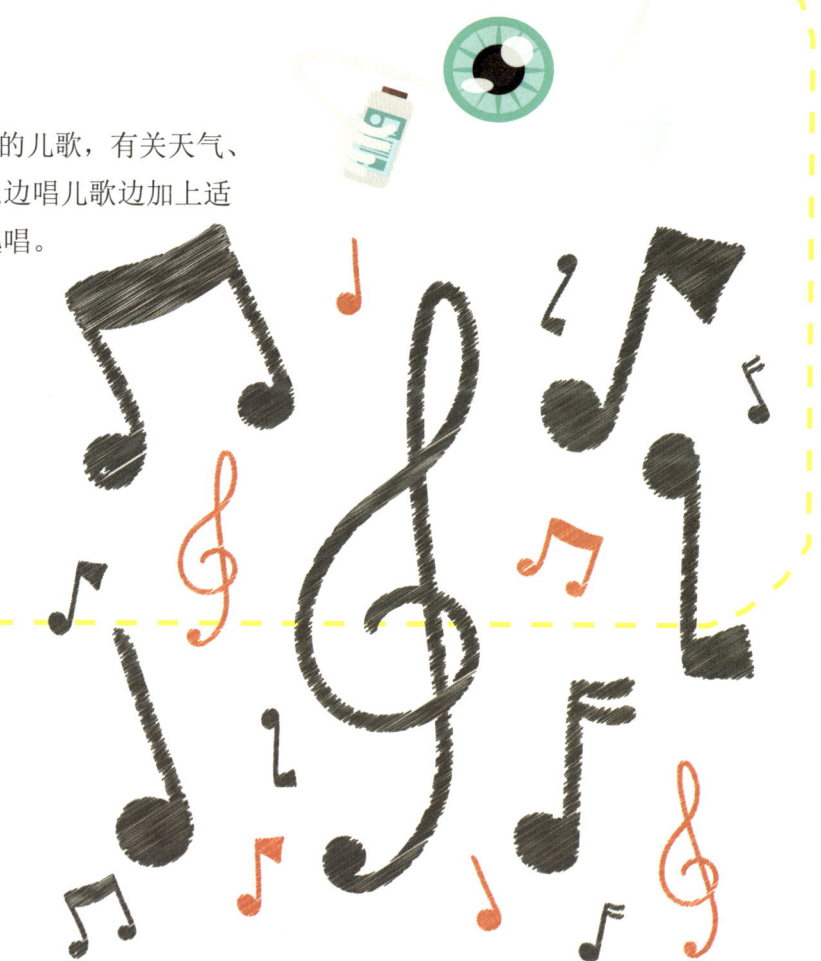

第五章
模仿技能高级训练项目

训练方法示例

示例 1

说"这么做",然后先触摸肩膀,接着触摸脸颊,再触摸鼻子。

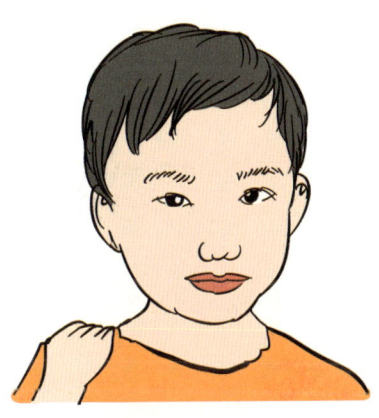
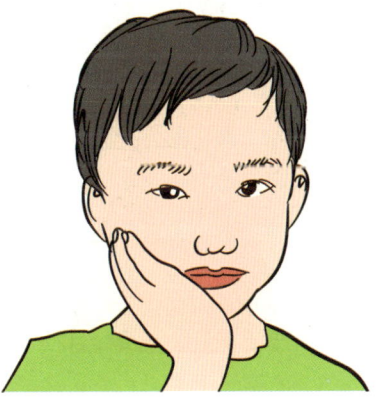
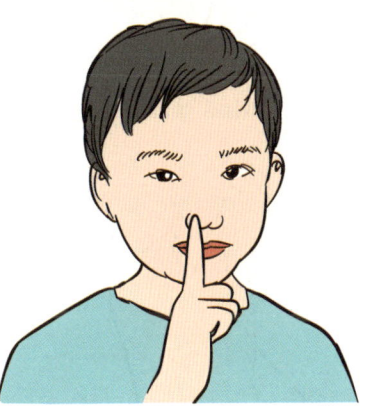

小档案	
训练时长	
辅助情况	

示例 2

说"这么做",然后双手背后站立,接着手尖触地,再双手背后站立。

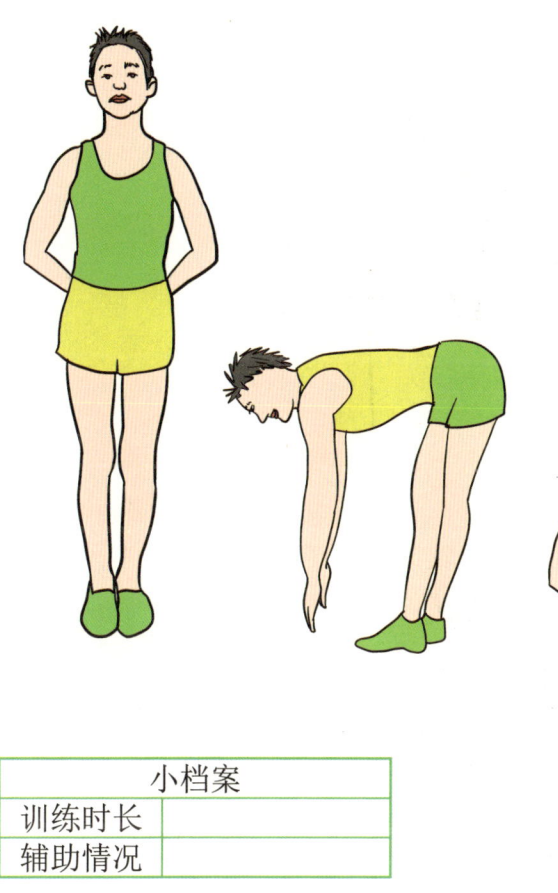

小档案	
训练时长	
辅助情况	

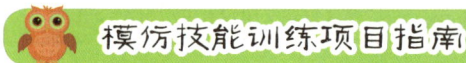 模仿技能训练项目指南

 训练方法示例

示例 3

说"这么做",然后先拍腿,接着跺脚,再坐下。

小档案	
训练时长	
辅助情况	

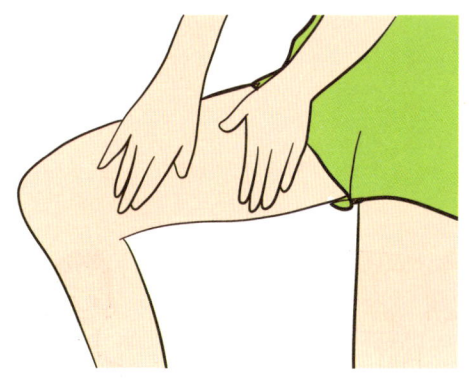
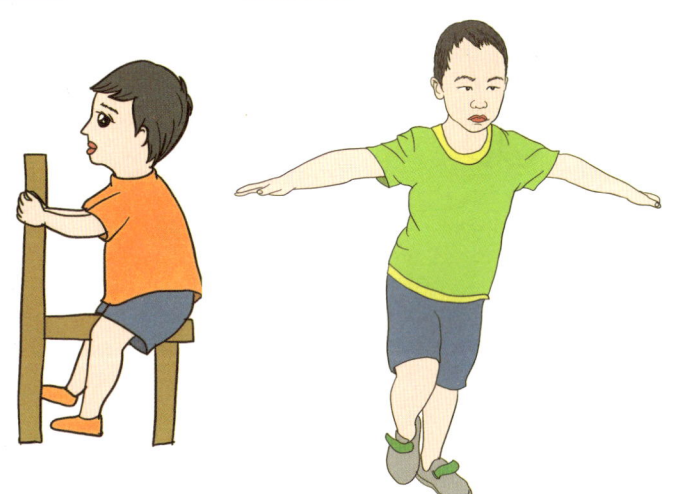

示例 4

说"这么做",然后先揉肚子,接着揉腿,再揉手指。

小档案	
训练时长	
辅助情况	

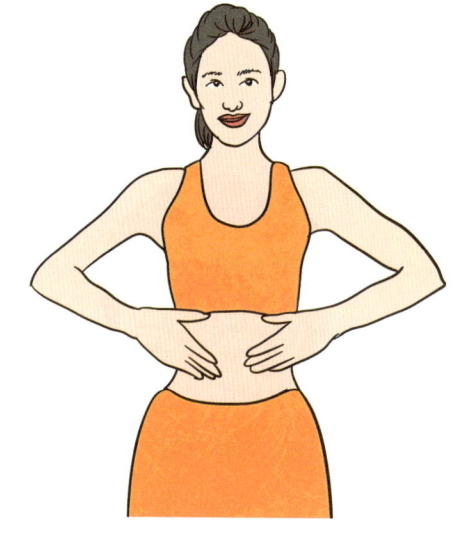
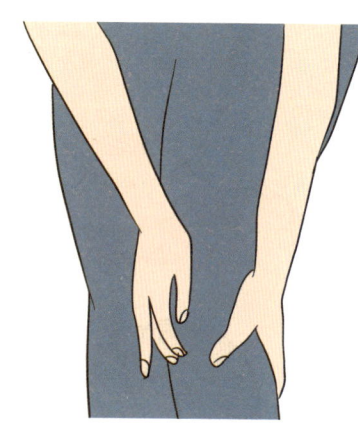
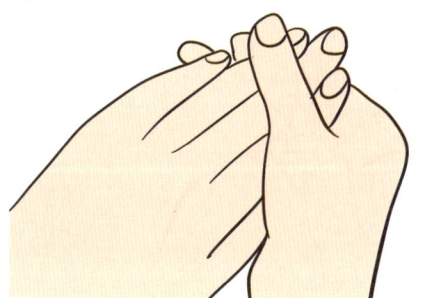

第五章
模仿技能高级训练项目

泛化到**教室**

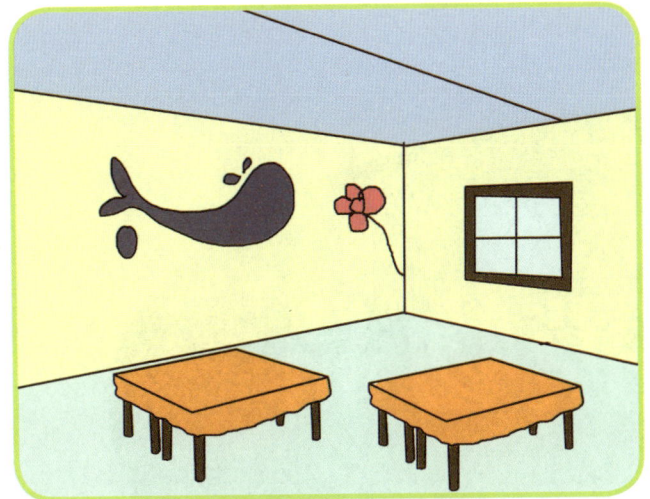

泛化到**卧室**

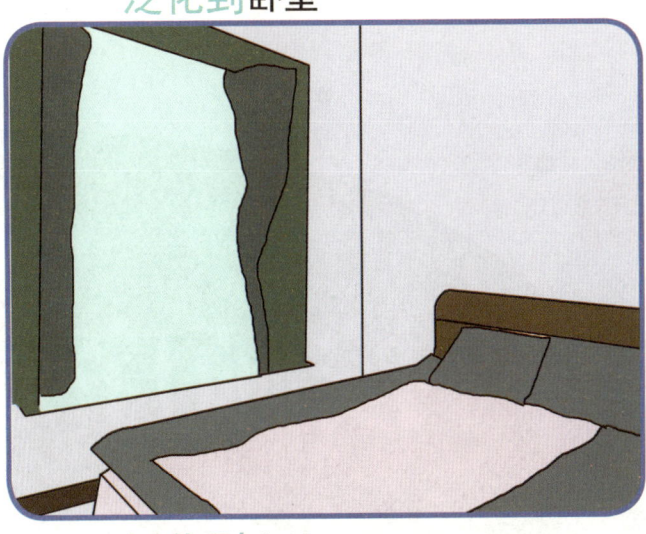

泛化到**客厅**

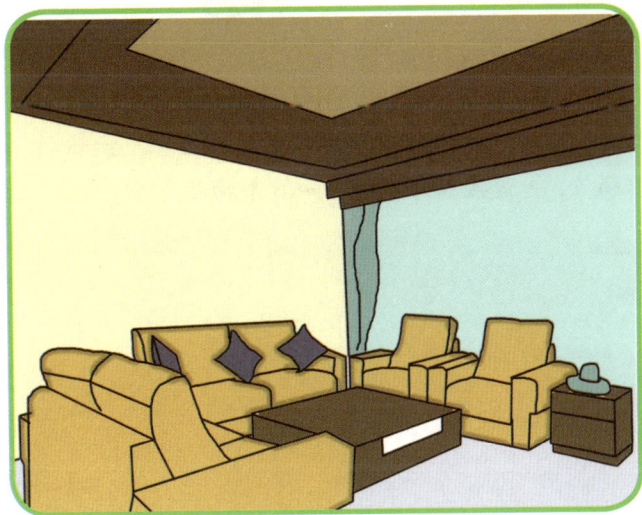

泛化到**室外**

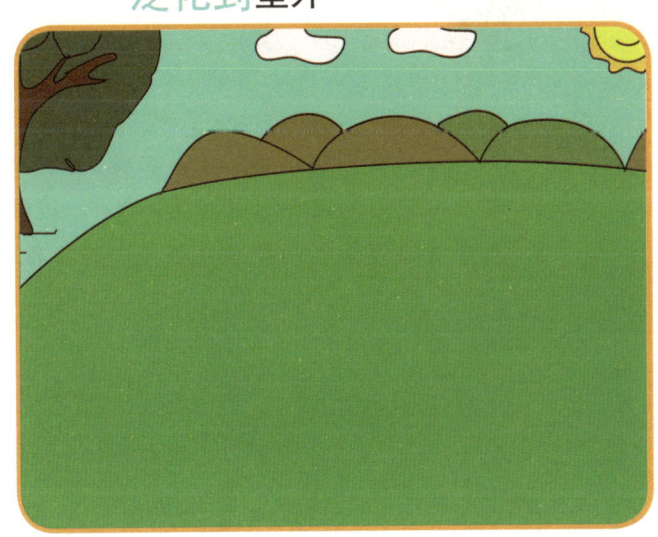

115

模仿技能训练项目指南

04 按顺序触摸物品

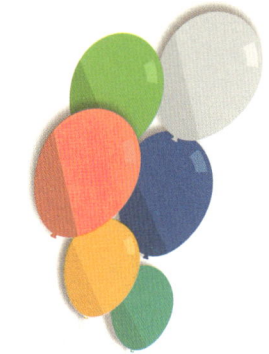

该技能的训练目的是，患者能够按顺序模仿触摸动作。通过该技能的训练，患者应该能达到这样一种水平，即：一边说"这么做"，一边按顺序触摸2～6个物品，患者能够模仿教师按顺序触摸这些物品。

扫描二维码，打印本技能训练配套表格

第五章
模仿技能高级训练项目

训练小知识

提高孩子的触摸能力

通过触摸不同物品与认识理解物品的特征、名称等，来提高孩子的触摸能力。

如把几件不同的物品放在一个布口袋中，通过孩子的触摸、手感，分辨不同的物品，并逐渐发出不同的音节。如布口袋中放入一小瓶饮料、一个乒乓球、一把小牙刷、一枚硬币等，让孩子先去摸一摸，再分别看一看实物，然后分别拿出不同的物品，发出不同的单音，如娃、球、钱等名称。要让他按照自己的意愿去选择。

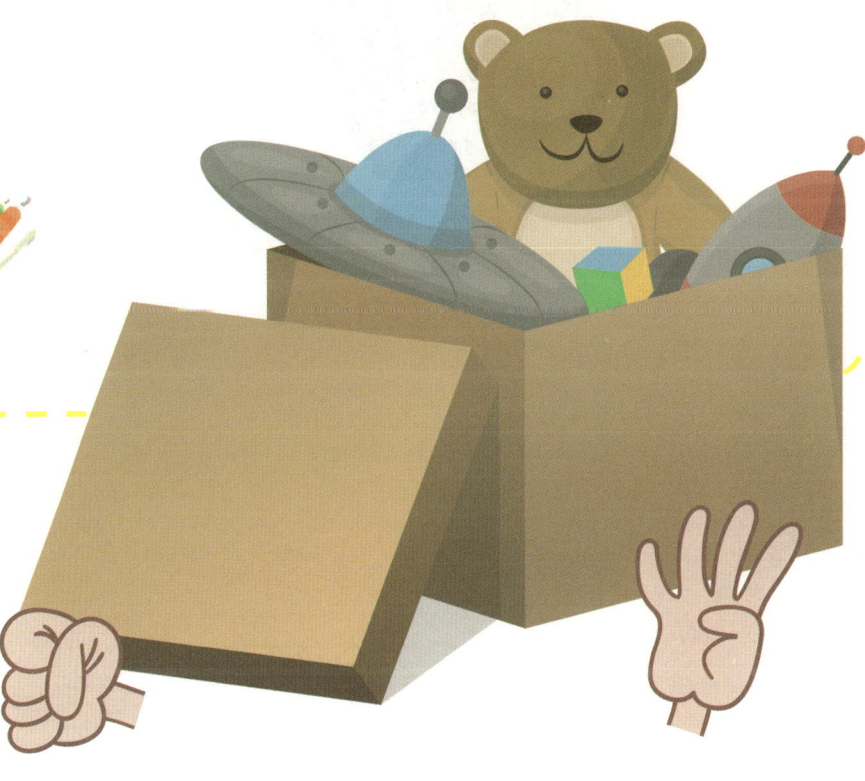

模仿技能训练项目指南

训练方法示例

示例 1

说"这么做",然后按顺序触摸电话—水桶—水杯。

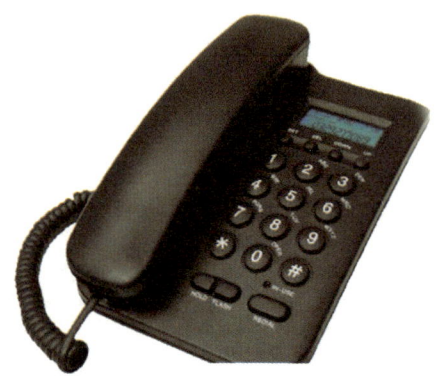

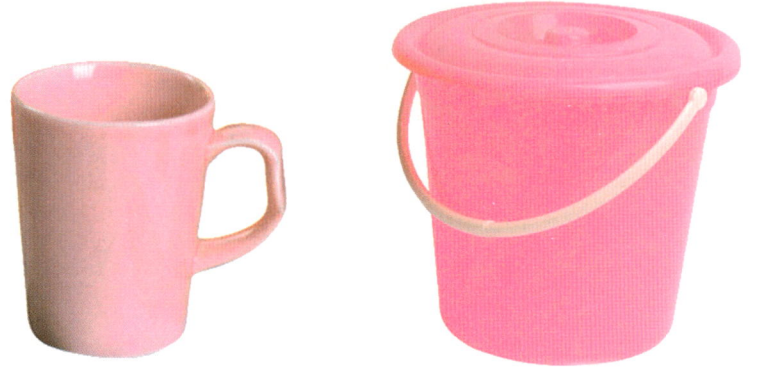

小档案	
训练时长	
辅助情况	

示例 2

说"这么做",然后按顺序触摸苹果—香蕉—积木—蜡笔。

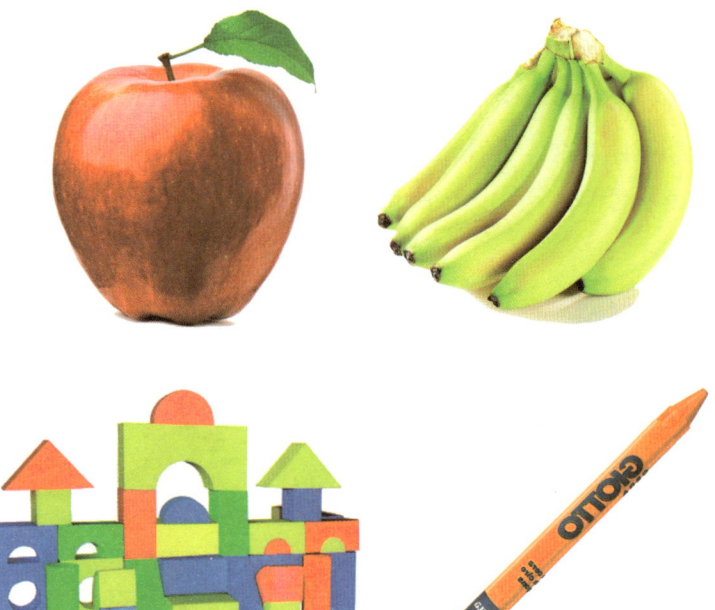

小档案	
训练时长	
辅助情况	

第五章
模仿技能高级训练项目

训练方法
示例

示例 3

说"这么做",然后按顺序触摸铅笔—彩泥—尺子—眼镜。

示例 4

说"这么做",然后按顺序触摸碗—玩具汽车—玩具娃娃—椅子—勺子—鞋。

小档案	
训练时长	
辅助情况	

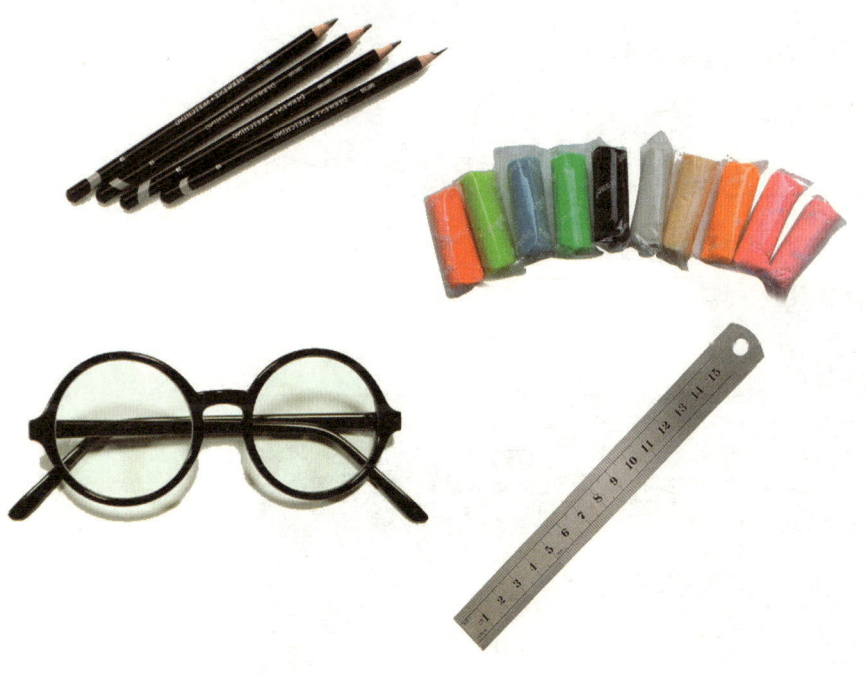

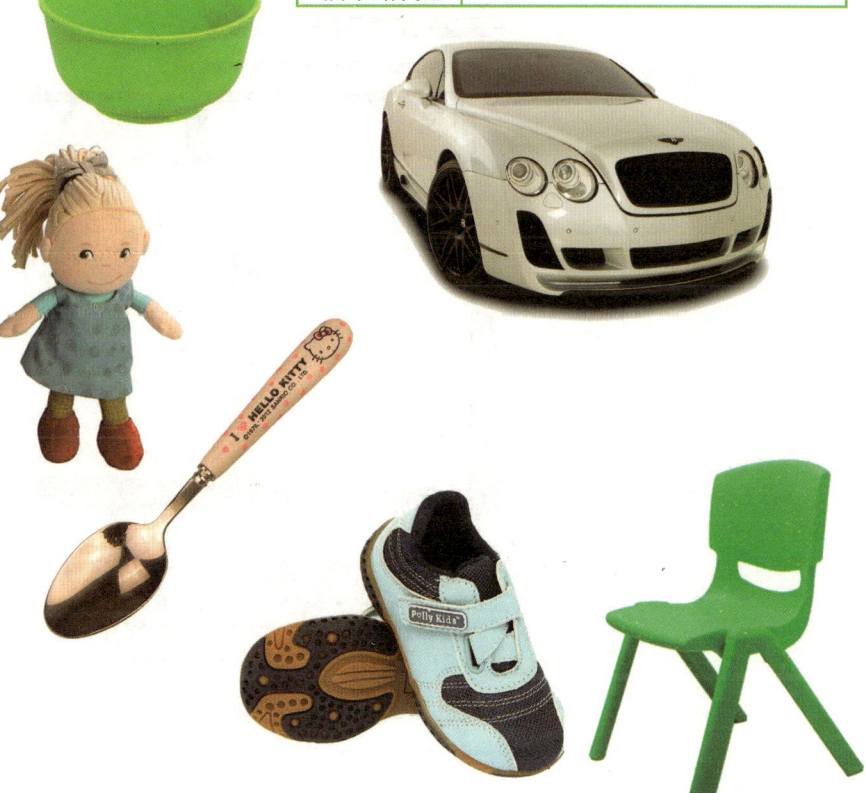

小档案	
训练时长	
辅助情况	

 模仿技能训练项目指南

泛化到教室

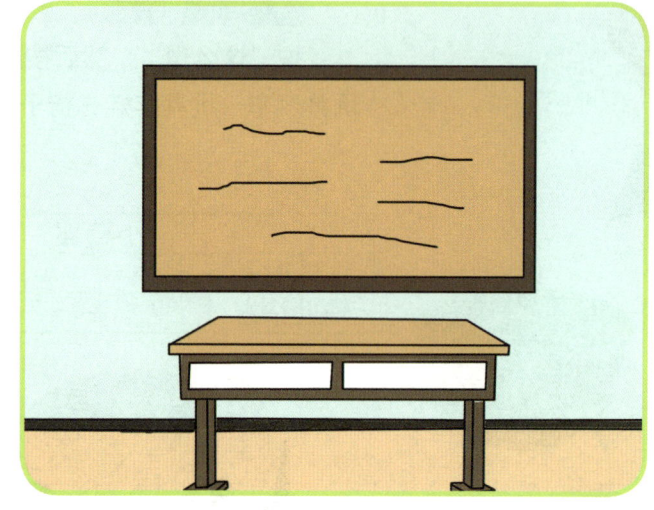

泛化到卧室

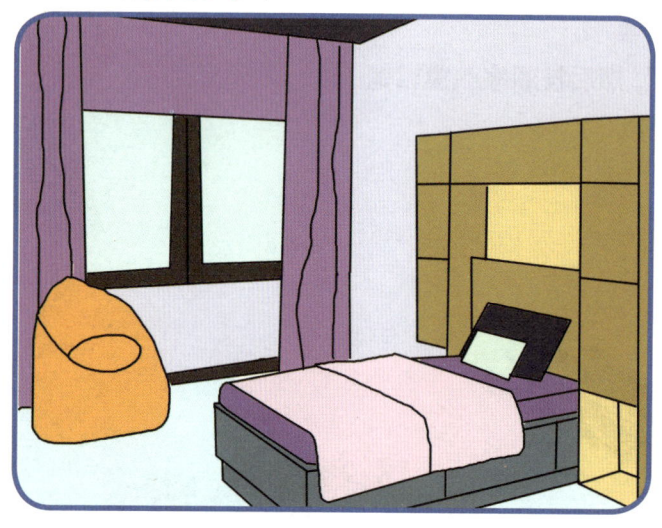

泛化到客厅

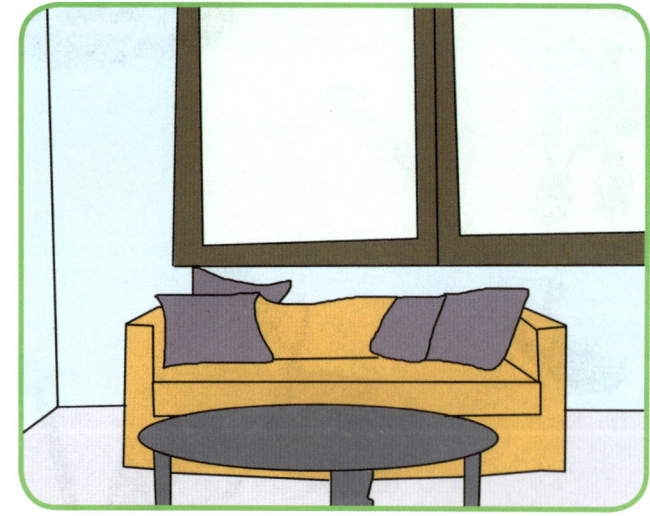

泛化到室外

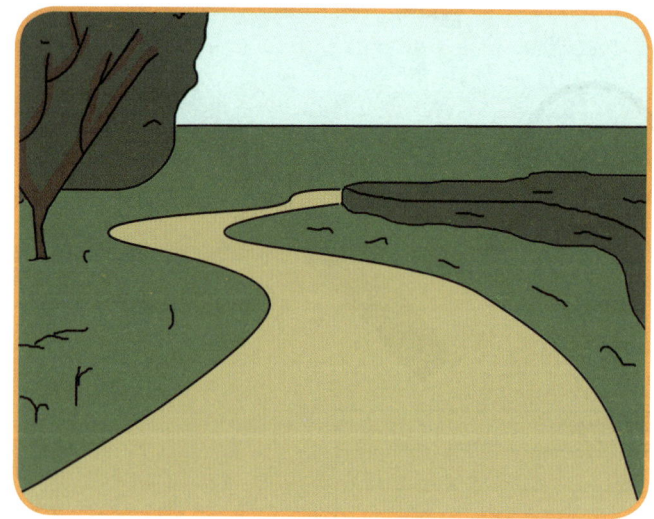

05 按顺序读出数字

第五章 模仿技能高级训练项目

该技能的训练目的是,患者能够按顺序读数字。通过该技能的训练,患者应该能达到这样一种水平,即:对患者说"跟着我说★★★★(连续一组数字)",患者能够按正确的顺序模仿说出这组数字。需要注意的是,确保进行这项任务训练时患者已掌握先备技能,比如:将数字进行排序,接受数字标签等。

扫描二维码,打印本技能训练配套表格

模仿技能训练项目指南

训练小知识

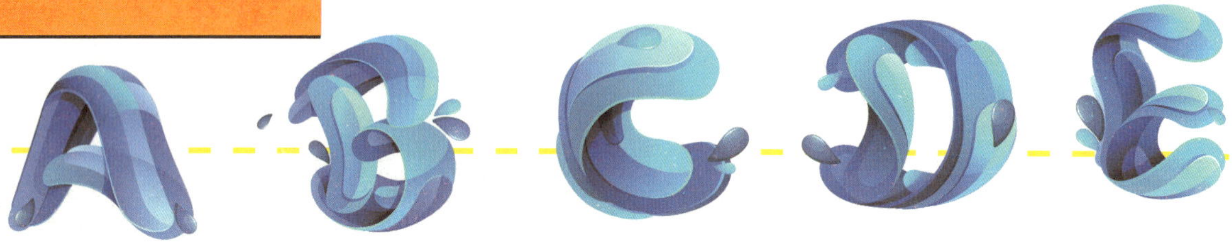

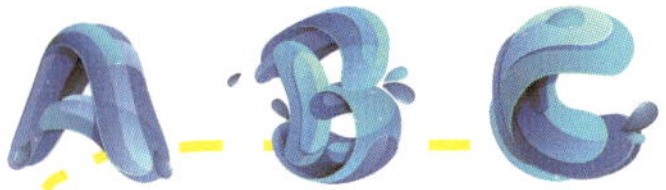

模仿发音

在模仿发音过程中,孩子发出的音可以是汉语中的语言,也可以是非汉语中的音。即我们所说的孩子有时说个不停,但大人就是听不懂,这时候父母可以顺着孩子在发出某个声音或音节时,去模仿孩子的发音,在语气、语调、声音的高低快慢上,要与孩子保持一致,这样会使他感到很高兴,就会去注意模仿发音人的口型,这时候可以再继续模仿这些音,让孩子多听几次自己发过的音,既熟悉,又很有意思,这样孩子慢慢就可能注意自己是如何发出这些音的。

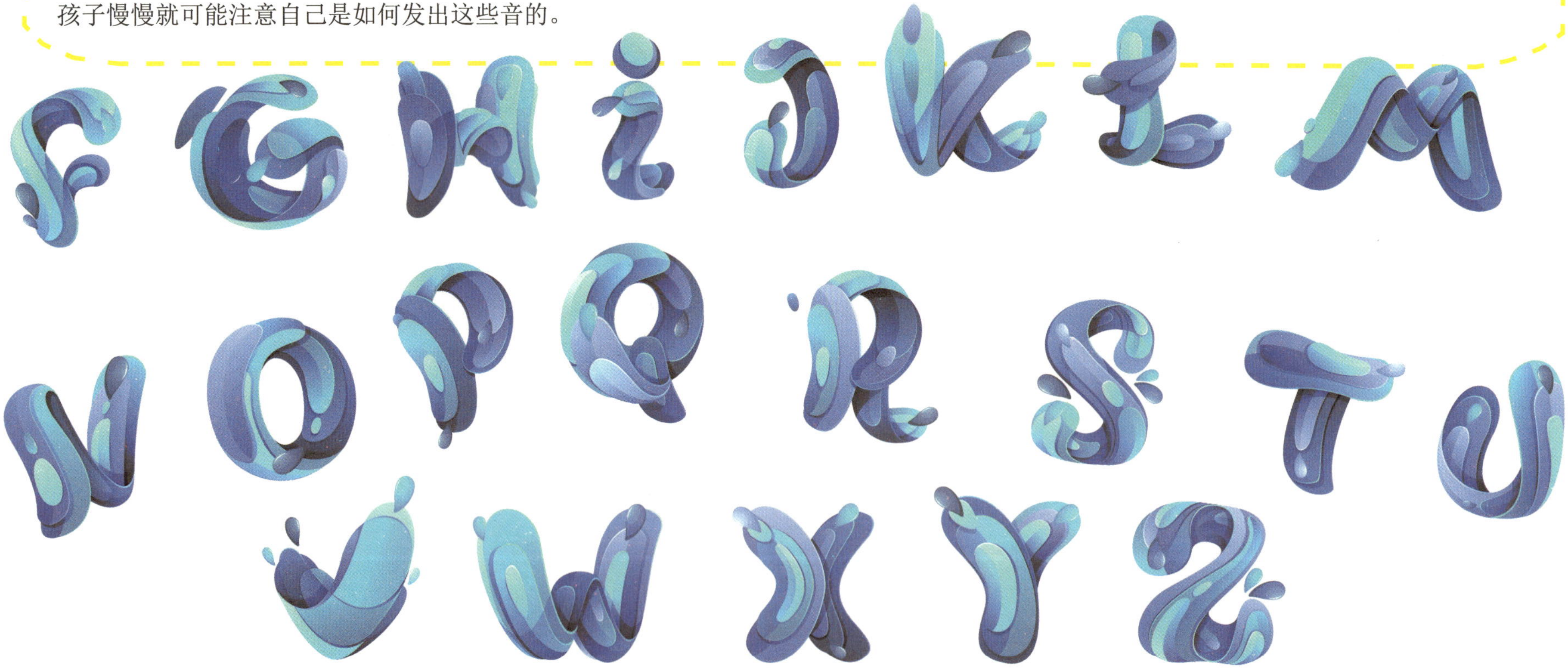

第五章
模仿技能高级训练项目

训练方法示例

示例 1
"跟着我说 2、4、9。"

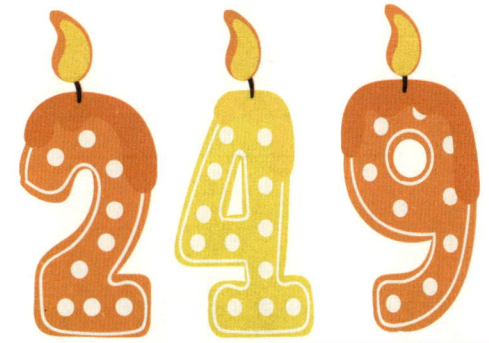

小档案	
训练时长	
辅助情况	

示例 2
"跟着我说 3、8、6。"

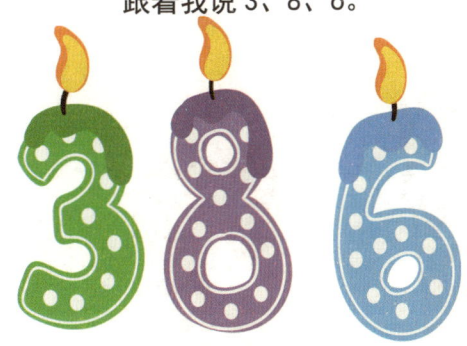

小档案	
训练时长	
辅助情况	

示例 3
"跟着我说 5、7、8、9。"

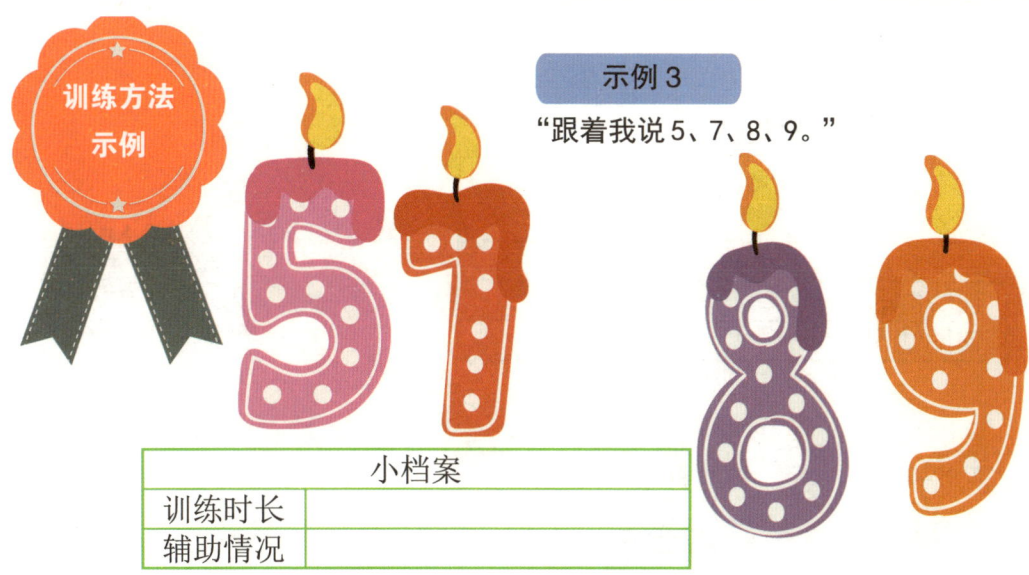

小档案	
训练时长	
辅助情况	

示例 4
"跟着我说 3、5、9、7。"

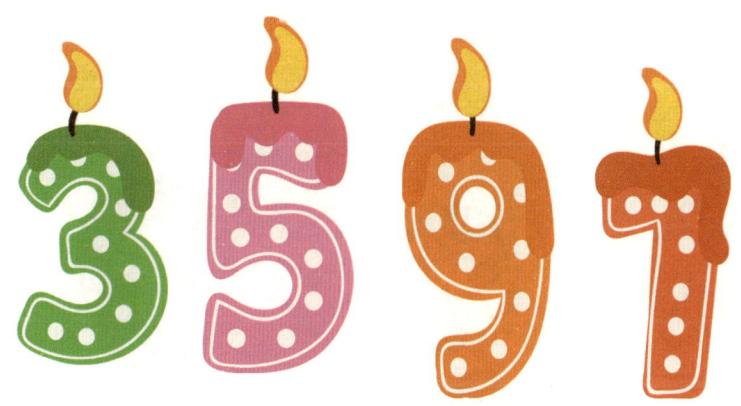

小档案	
训练时长	
辅助情况	

模仿技能训练项目指南

示例 5

"跟着我说 6、8、4、3、2。"

小档案	
训练时长	
辅助情况	

训练方法示例

示例 6

"跟着我说 1、4、5、9、7、2。"

小档案	
训练时长	
辅助情况	

第五章
模仿技能高级训练项目

泛化到短语

"一起玩"

泛化到儿歌

"两只老虎"

泛化到单词

"apple"

泛化到句子

"我们可以一起玩吗"

模仿技能训练项目指南

06 仿说短语

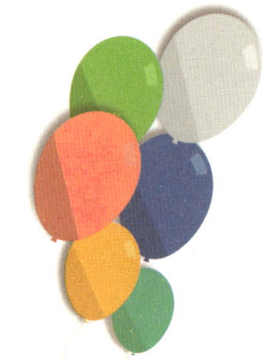

　　该技能的训练目的是，患者能够模仿更多的词汇、短语。通过该技能的训练，患者应该能达到这样一种水平，即：对患者说"跟着我说****（词汇或短语）"，患者能够正确地仿说出这个词汇或短语。这个阶段的仿说除了加强患者对更多词汇的仿说之外，还要学习对短语的仿说。

第五章
模仿技能高级训练项目

训练小知识

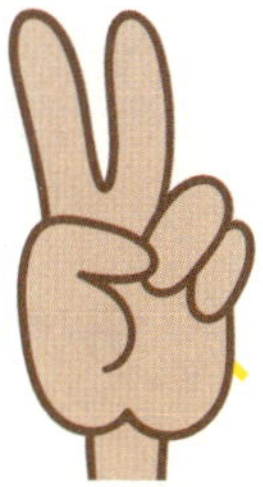

发声练习

在教孩子练习发声的时候,可以辅助以实物图片提示,一方面吸引孩子的注意力,另一方面可以用手托住孩子的下腭进行一些辅助动作。如教孩子发"啊……"的声音,可以用右手的拇指、食指和中指压于下巴的前下方,然后让孩子看你口型发"啊……"的声音,开始声音可能不够准确,但切记不要过急,时间可以控制在1～2分钟,因时间过长孩子会产生不耐烦、厌倦的情绪。

训练同时要给予食物强化,特别是孩子发出声音时,给予食物强化的同时,还要有语言和动作的提示,如告诉孩子"对了!""真棒!"等等。

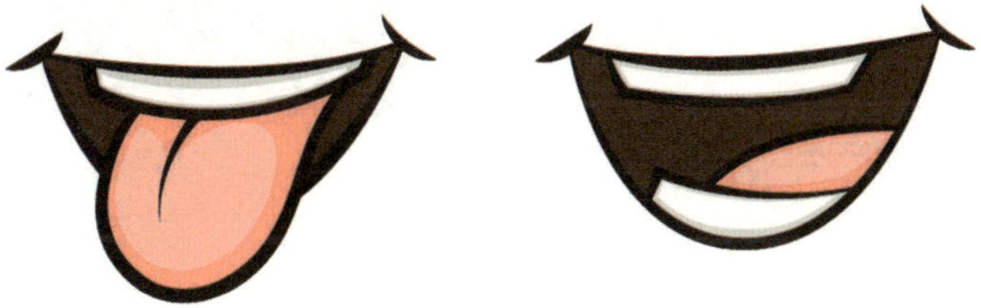

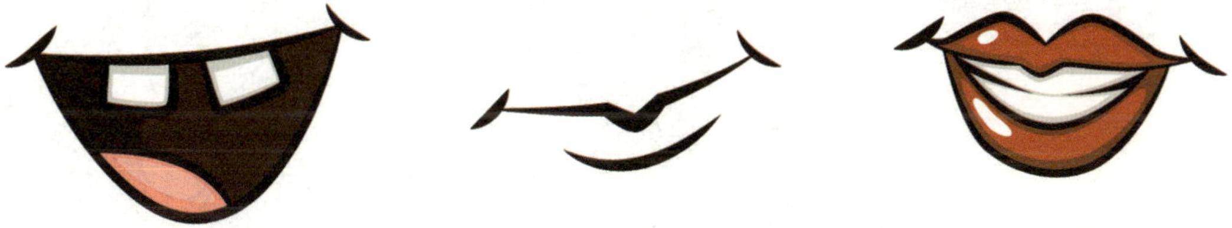

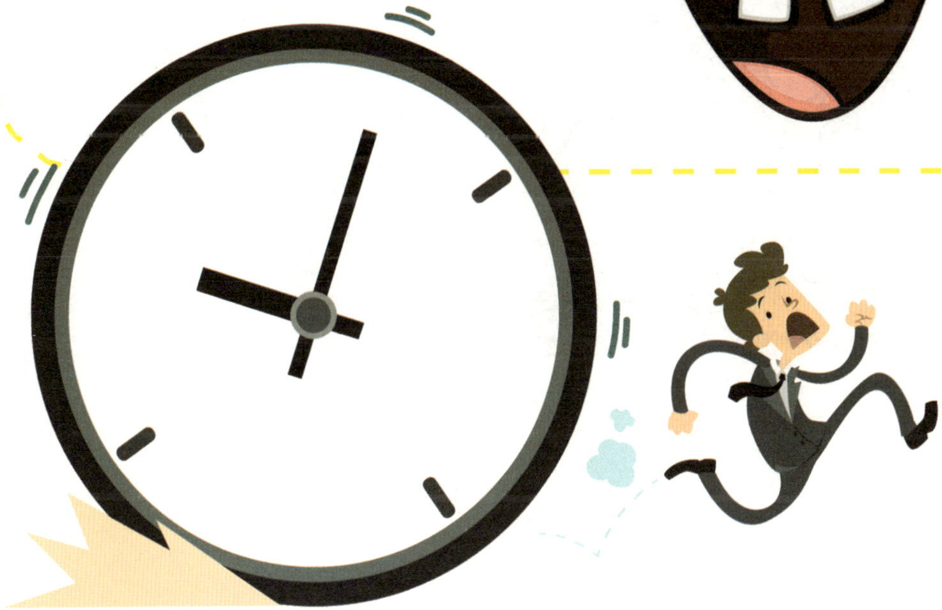

模仿技能训练项目指南

 训练方法示例

示例1

教师说:"花开了。"患者说:"花开了。"教师夸奖患者:"说得很好。"

小档案	
训练时长	
辅助情况	

示例3

教师说:"去睡觉。"患者说:"去睡觉。"教师夸奖患者:"说得很好。"

小档案	
训练时长	
辅助情况	

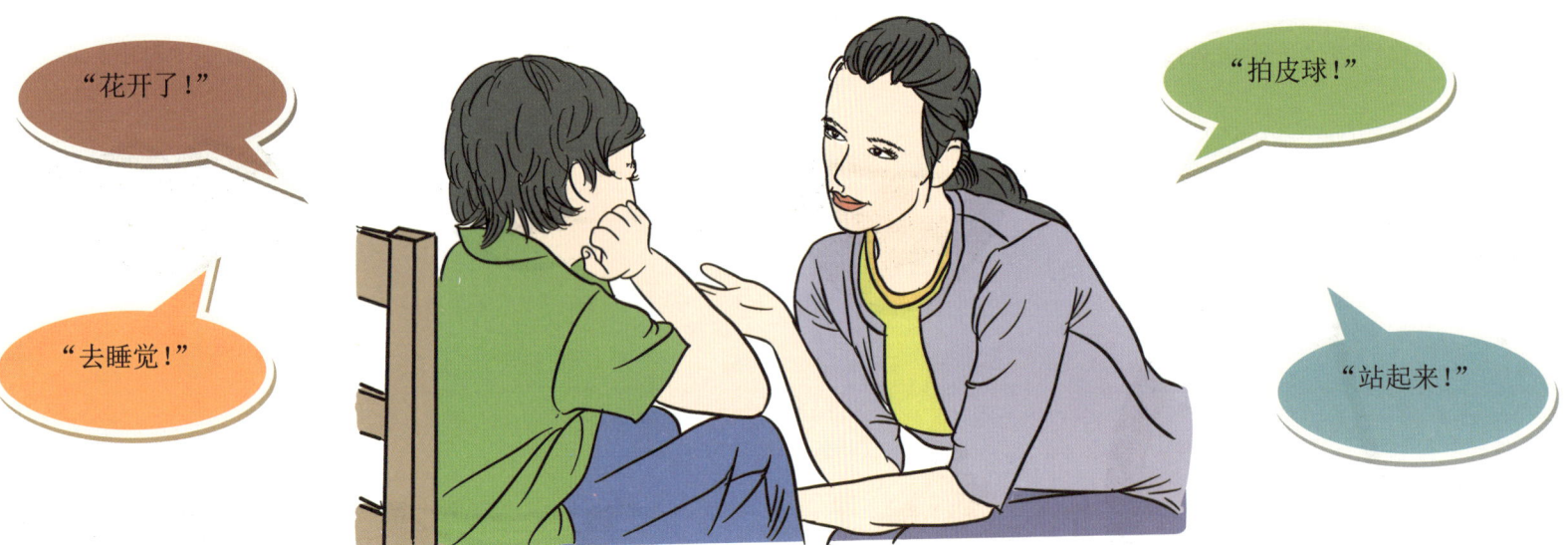

小档案	
训练时长	
辅助情况	

示例2

教师说:"拍皮球。"患者说:"拍皮球。"教师夸奖患者:"说得很好。"

小档案	
训练时长	
辅助情况	

示例4

教师说:"站起来。"患者说:"站起来。"教师夸奖患者:"说得很好。"

第五章
模仿技能高级训练项目

泛化到**教室**

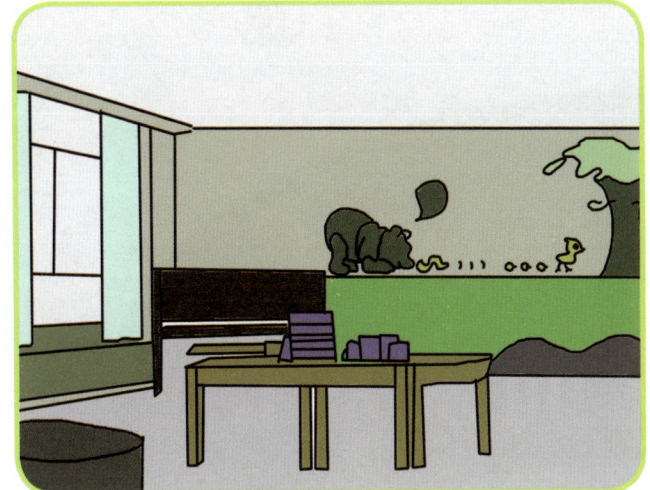

泛化到**卧室**

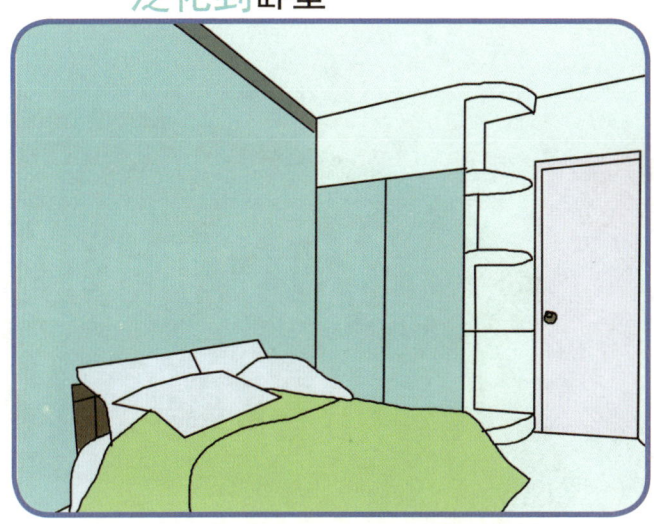

泛化到**客厅**

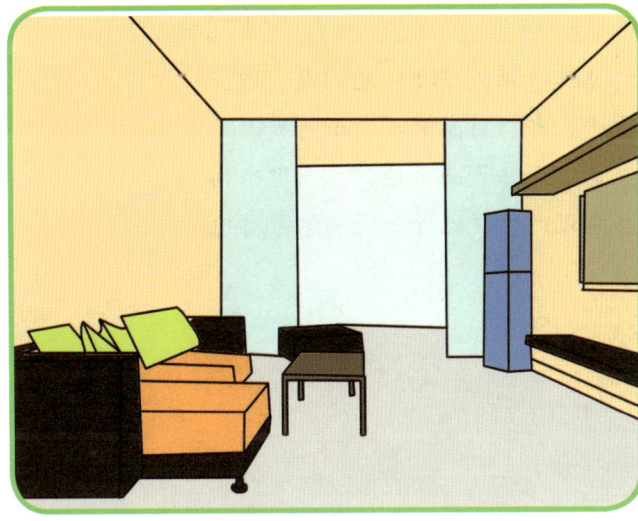

泛化到**室外**

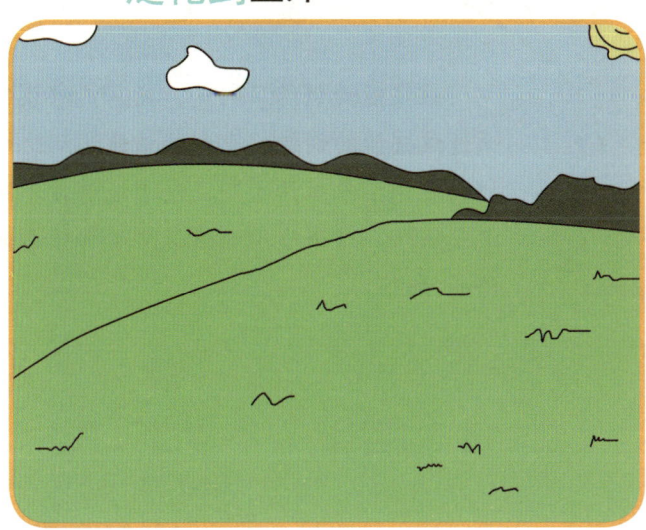

模仿技能训练项目指南

07 仿说响度、语速和语调有变化的词或短语

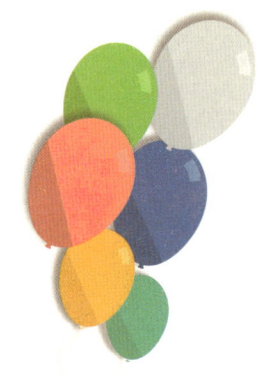

　　该技能的训练目的是,患者能够模仿响度、语速、语调有变化的词或短语。通过该技能的训练,患者应该能达到这样一种水平,即:对患者说"跟着我说★★★★(词汇或短语)",患者能够按不同响度、语速和语调正确地仿说出这个词汇或短语。这个阶段的仿说除了加强患者对更多词汇的仿说之外,还要学习对短语的仿说。

训练小知识

模仿各种生活中能听见的声音

汽车喇叭声、火车鸣笛声、敲鼓声、上课的铃声、下雨的打雷声、刮风声、哭声、笑声,或者各种动物的叫声,如乌鸦的叫声,狗、猫、牛等等的叫声,有条件的时候可以把这些声音转录下来,让孩子多听多学多练,促进其学会模仿声音的能力。如模仿汽车声——"嘀嘀嘀",火车声——"呜呜呜",打鼓声——"咚咚咚"等。

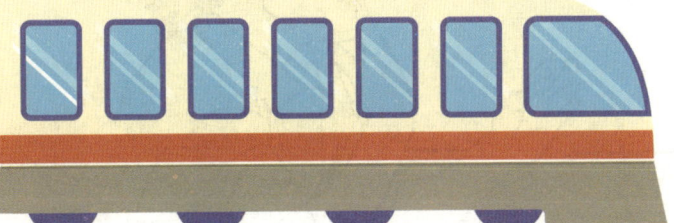
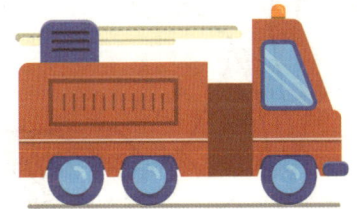
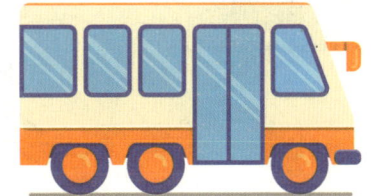
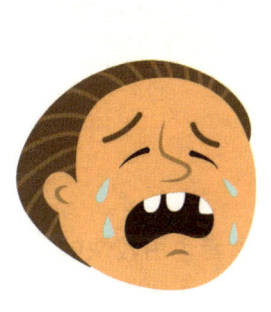
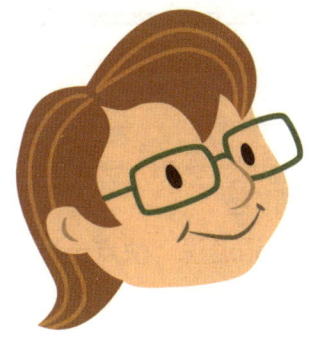

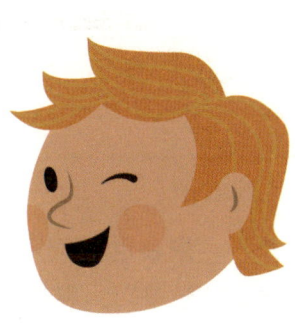
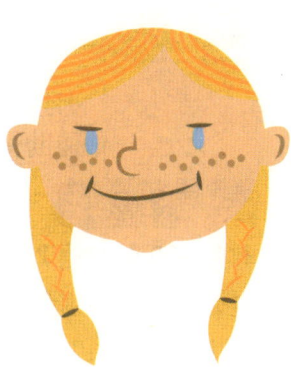

模仿技能训练项目指南

示例1

教师大声说"饼干"患者也大声仿说"饼干";教师小声说"牛奶",患者也小声仿说"牛奶"。

小档案	
训练时长	
辅助情况	

训练方法示例

"饼干"

"牛奶"

"过来!"

"快点走过来!"

"慢点走过来!"

小档案	
训练时长	
辅助情况	

小档案	
训练时长	
辅助情况	

示例2

教师用低沉的语调说"过来",患者也用低沉的语调说"过来";教师用尖利的语调说"过来",患者也用尖利的语调说"过来"。

示例3

教师用较快的语速说"快点走过来",患者也用较快的语速说"快点走过来";教师用较慢的语速说"慢点走过来",患者也用较慢的语速说"慢点走过来"。

第五章
模仿技能高级训练项目

泛化到**教室**

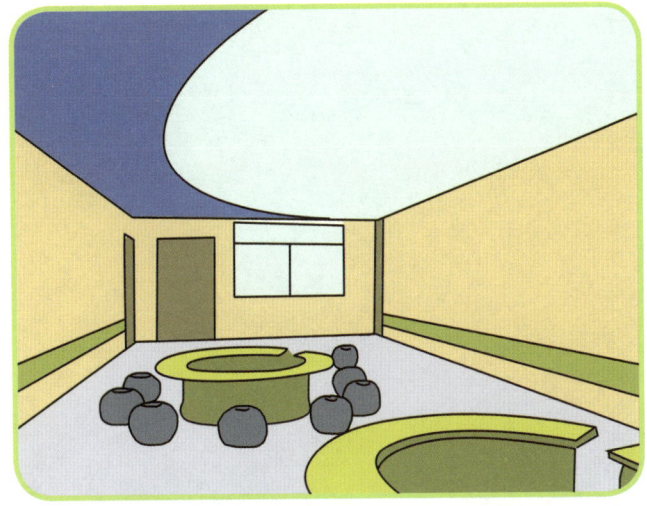

泛化到**卧室**

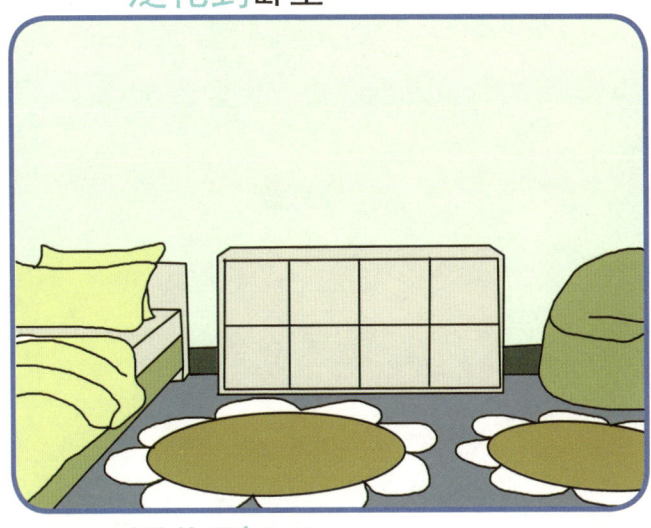

泛化到**客厅**

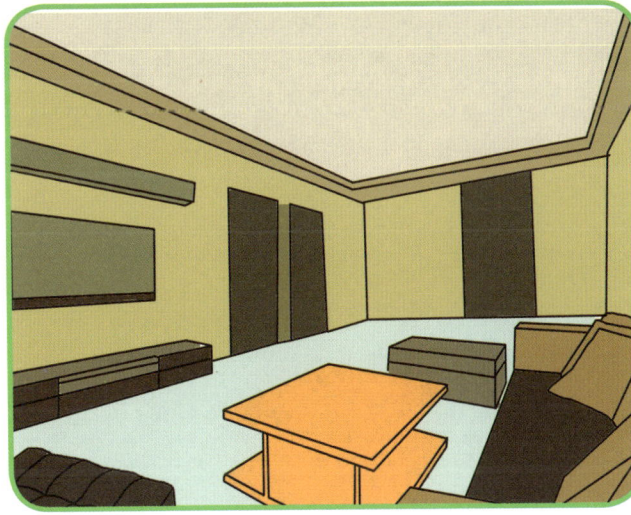

泛化到**室外**

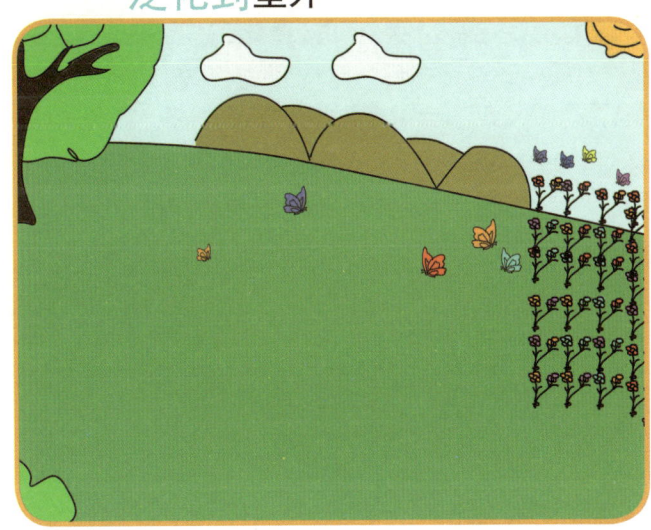

133